AYUNO INTERMITENTE GUÍA PARA PRINCIPIANTES SOBRE LA PÉRDIDA DE PESO PARA HOMBRES Y MUJERES MAYORES DE 50 AÑOS

¡ÁMATE DE NUEVO! PERDER PESO Y NO RECUPERARLO, PONERSE EN FORMA Y SENTIRSE SALUDABLE

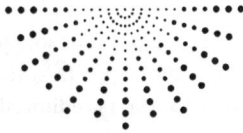

KOOROSH NAGHSHINEH

TABLA DE CONTENIDO

Parte II

RECETAS EXTRA Y PLAN DE COMIDAS

SOBRE ESTE LIBRO

Una tarde de hace unos años, a eso de las 3:40 pm, regresaba caminando tras dar una clase cuando me topé con Fernando. Los dos íbamos en la misma dirección y yo me dirigía a mi despacho. Era uno de nuestros mejores estudiantes de posgrado, había asistido a muchas de mis clases y las había aprobado estupendamente. Con el tiempo, habíamos desarrollado una amistad y charlábamos de vez en cuando. Le pregunté adónde iba. Me dijo que a cenar. Le dije: "¿Cenar a esta hora?" Y me contestó: "Sí, como ahora y no vuelvo a comer hasta el desayuno de mañana. Llevo unos meses adelgazando así. Me voy a casa a cenar una ensalada grande". Así que hice más preguntas y descubrí que esto se llamaba ayuno intermitente (AI, para abreviar).

Eso fue hace unos años. Empecé a investigar sobre el AI y a experimentar con él. Descubrí que dormía mucho mejor, tenía más energía y me sentía mucho más sano. Mi mujer y yo descubrimos que el método 16/8 (que se explicará más adelante en este libro) nos funcionaba bien. Tomé notas sobre el qué, el cómo y el porqué del AI a medida que avanzaba. Me uní a un par de grupos de Facebook y aprendí más. Mi peso se estabilizó en un punto en el que estaba muy satisfecho, así que seguí manteniendo lo que estaba haciendo. A día de hoy, sigo practicando el AI.

Este libro es la culminación de todo lo que he investigado y aprendido. No soy médico, ni nutricionista, ni dietista. Solo quiero compartir contigo lo que a mí me ha funcionado y lo que he aprendido. Quiero que conozcas esta increíble técnica, la pruebes durante los próximos meses y veas si es para ti. Te aconsejo que seas amable contigo mismo. Empieza con calma y ve subiendo el ritmo a medida que tu cuerpo se adapte al cambio en tu horario de comidas. Si padeces alguna enfermedad, habla con tu médico antes de probar el AI. Recuerda siempre que buscas ganancias a largo plazo y establecer un hábito para toda la vida, no un éxito de la noche a la mañana que desaparecerá en uno o dos meses.

Para facilitarte este proceso, he dividido este libro en dos partes. La primera incluye todo el material necesario para comprender mejor el ayuno intermitente. La segunda te proporciona algunas recetas que puedes probar, así como un plan de comidas de 21 días.

Te deseo lo mejor en tu viaje por el AI y espero que consigas los resultados que buscas al igual que yo. ¡Que tu cuerpo y tu espíritu siempre estén saludables!

OBSEQUIOS ADICIONALES PARA EL LECTOR

Gracias por leer "*Ayuno intermitente: Guía para principiantes sobre la pérdida de peso para hombres y mujeres mayores de 50 años.*" Espero que te resulte perspicaz, inspirador y, lo que es más importante, práctico. Espero que te ayude a perder peso fácilmente y a tener un cuerpo sano.

Para que puedas obtener los mejores resultados lo más rápido posible, he incluido los siguientes materiales adicionales sin ningún costo extra para ti. Estos son:

- Una plantilla de planificación semanal de comidas
- Más recetas
- Más recursos a tu disposición (libros, vídeos, grupos de Facebook, etc.)

Para obtener tus bonos, escanea esta imagen con la cámara de tu celular.

Como alternativa, puedes acceder a este enlace:

https://www.betterbalanceforall.com

En ambos casos, se te dirigirá al mismo sitio web donde te crearás una cuenta y recibirás acceso a este material. Mi objetivo es seguir añadiendo material útil a este sitio web para ayudarte a mejorar tu equilibrio vital y tu salud.

PARTE I
EL QUÉ Y EL CÓMO DEL AYUNO INTERMITENTE

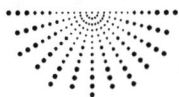

INTRODUCCIÓN

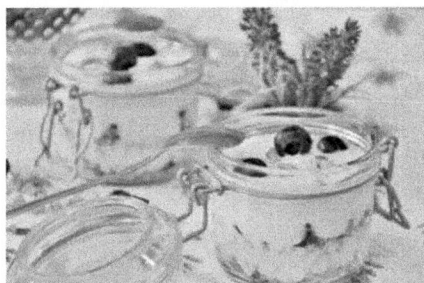

El ayuno es como una limpieza de primavera para tu cuerpo. –Jentezen Franklin

Intentar perder peso puede ser agotador. A veces parece como si estuvieras en la rueda de un hámster sin avanzar. Las dietas, las modas y las guías acaban teniendo el mismo resultado, o no se pierde peso o se vuelve al punto de partida. Además, para dificultar aún más la pérdida de peso, nos hacemos mayores y nuestros cuerpos cambian y empiezan a trabajar en nuestra contra. Esto se ve en ocasiones cuando llegamos a los 50 y nos encontramos con cambios hormonales (menopausia para las mujeres y baja testosterona para los hombres). Incluso aquellos que son entusiastas de la nutrición y el fitness pueden tener problemas con el aumento de peso. Puede parecer que el metabolismo se ha ralentizado de la noche a la mañana.

Pero hay algo que puedes hacer al respecto y no tienes por qué soportar los kilos de más solo porque tengas más de 50 años. Es hora de probar una nueva táctica, un método que es más factible, sostenible y eficaz que las dietas regulares. Aquí es donde entra en juego el **ayuno intermitente (AI)**. Una vez que desarrolles un plan que sepas que puedes cumplir, el peso extra desaparecerá (y tu ropa empezará a quedarte como antes). Esto es lo que me pasó a mí y por eso estoy escribiendo este libro. Quiero compartir el AI contigo.

Leer este libro y desarrollar tu plan te dará los mismos resultados que me dio a mí. Y, como veremos, los beneficios del AI van mucho más allá de la pérdida de peso. ¡Comienza hoy mismo tu viaje por el AI y empieza a ver los resultados que estás buscando!

DEFINICIÓN DE AYUNO INTERMITENTE

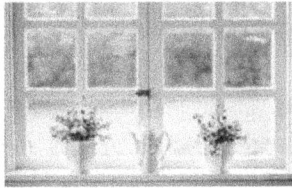

C uando se inicia en el camino del ayuno intermitente, es importante tener una comprensión firme de lo que es, exactamente. ¿Cómo surgió este método para perder peso? ¿Cómo funciona? Este capítulo dará una definición clara del AI y cubrirá la historia de cómo se convirtió en la forma más popular de perder peso en los Estados Unidos. Con un conocimiento más profundo de la funcionalidad del AI, es más fácil seguirlo y ser disciplinado en el esfuerzo de adoptar un nuevo método de pérdida de peso.

Ante todo, el AI se centra en cuándo comer y no en qué comer. Comer según un horario regular y ayunar **entre comidas** es la clave para perder peso y controlarlo eficazmente. Mark Mattson es neurocientífico del Instituto Johns Hopkins y lleva 25 años estudiando el ayuno intermitente. Según sus investigaciones, el cuerpo humano ha evolucionado para sobrevivir, y prosperar, hasta varios días sin comer. En la época de los cazadores y recolectores, obtener alimentos requería mucho tiempo y una energía increíble.

Hace solo 50 años, las raciones eran mucho más pequeñas, no existían los celulares ni las laptops, y el entretenimiento se buscaba más a menudo al aire libre. Hoy en día es mucho más fácil sentarse a ver nuestras series favoritas mientras picoteamos hasta altas horas de la noche. Por desgracia, este cambio en las actividades y la ingesta de calorías ha dado lugar a un mayor riesgo de diabetes, obesidad, enfermedades cardíacas y muchas otras enfermedades.

El ayuno intermitente frena los riesgos de las enfermedades modernas, reduciendo la ventana de alimentación durante el día. Esto funciona para quemar grasa porque hay un **cambio metabólico** que tiene lugar después de que el cuerpo haya quemado todas sus reservas de azúcar. Una vez que no hay más azúcar disponible, el cuerpo comienza a quemar grasa en su lugar. Esto significa que para la mayoría de las personas que comen en un horario típico americano, tres comidas al día más bocadillos, solo están quemando las calorías que comen y no queman la grasa almacenada. Y, por desgracia, si no se queman todas las calorías consumidas durante el día a través de la actividad física, el resultado inevitable es el aumento de peso.

Existen diferentes formas de realizar el AI, pero todos los métodos incluyen un periodo de ingesta. Todas las calorías del día se consumen durante el periodo de alimentación y el resto del día es el periodo de ayuno. Esta programación de periodos de alimentación y ayuno también se conoce como **alimentación con restricción horaria**. Al empezar con el AI, el objetivo debe ser empezar con una ventana de alimentación más pequeña de lo que es normal para ti. Existen varios horarios que trataremos en capítulos posteriores, pero empezar despacio ayudará a mantener el AI como una nueva elección de estilo de vida.

El término dieta induce sentimientos de culpa, fracaso y agotamiento tanto físico como mental. Por eso, para obtener resultados duraderos, hay que adoptar otra forma de vivir... O, en este caso, de comer. El AI no es difícil. No es agotador (de hecho, es probable que sientas que tienes más energía a lo largo del día). Y no hay necesidad de sentirse culpable porque no tienes que restringir lo que comes. Todos ayunamos durante algún tiempo al día. Desde el momento en que se consume el último postre o aperitivo de la noche hasta la taza de café o el desayuno de la mañana es la ventana de ayuno común para la mayoría de la gente. El AI comienza simplemente ampliando un poco esa ventana. Lo que hace que el AI sea tan fácil es que la mayor parte del período de ayuno se pasa durmiendo. Para empezar, puede que tu ventana de ayuno actual se amplíe en tan solo dos horas. Una hora más de ayuno por la noche antes de acostarte y otra por la mañana antes de desayunar es un pequeño ajuste que puede dar grandes resultados. La buena noticia es que los líquidos claros no contienen calorías que rompan el ayuno. Esto significa que el té, el café (sin nata ni azúcar) y el agua siempre son buenos.

HISTORIA DEL AYUNO INTERMITENTE

Desde el punto de vista evolutivo, el ayuno se ha arraigado en los medios de nuestro organismo para procesar los alimentos y almacenar grasas. Nuestros antepasados, que cazaban y recolectaban vegetación para sobrevivir, carecían de medios para almacenar alimentos que consumir más tarde. Por lo tanto, era una forma de vida pasar horas o días ayunando involuntariamente. Los que podían sobrevivir más tiempo sin comer eran los que también tenían más probabilidades de transmitir su código genético a sus hijos. Hoy en día, hay varios ejemplos de personas que han sobrevivido a largos periodos de ayuno gracias a las contribuciones genéticas de nuestros antepasados. Aunque hoy en día la mayoría de nosotros podemos elegir cuándo comer, el ayuno sigue estando en nuestra composición genética y puede beneficiarnos de formas que van más allá de la pérdida de peso.

Existe documentación antigua que demuestra que los seres humanos han ayunado desde que existe documentación. Los antiguos griegos utilizaban el ayuno para mejorar la salud y la espiritualidad. Pitágoras (580-500 a.C.) era un filósofo y matemático que practicaba el ayuno para aumentar la claridad, la percepción mental y la creatividad. Hoy en día, los científicos han demostrado que las prácticas de Pitágoras eran válidas.

Platón (427-347 a.C.) e Hipócrates (460-357 a.C.) también promovieron el ayuno como uno de los primeros métodos de la medicina moderna. Platón separó las prácticas medicinales en "medicina verdadera" y "medicina falsa", de las cuales el ayuno se documentó como verdadera y se consideró tan necesaria como el aire y el sol. Hipócrates escribió que comer demasiado alimentaba la enfermedad. Su punto de vista era que si el cuerpo se limpiaba mediante el ayuno, la enfermedad moría de hambre. Curiosamente, la mayoría de nosotros perdemos el apetito cuando estamos enfermos, ¡así que puede que tuviera algo de razón! Los antiguos griegos también utilizaban el ayuno para reducir los ataques en pacientes epilépticos, con un éxito demostrado. Hoy en día, disponemos de fármacos anticonvulsivos, por lo que el ayuno no es necesario como tratamiento.

Otras menciones históricas del ayuno se encuentran en la Biblia e incluyen un ayuno de 40 días antes de Pascua. Se cree que la Cuaresma (palabra teutónica que se traduce como cuarenta días) se practicaba con una fiesta de la Ascensión (Purificación). Se desconoce cuándo la Iglesia adoptó la práctica del ayuno, pero es un día común e históricamente se practica desde el lunes de limpieza hasta Pascua.

El ayuno intermitente moderno se ha basado en la ciencia producida a partir de varios estudios que muestran los beneficios resultantes para la salud. Uno de estos estudios se realizó en 2003 en ratones y fue dirigido por el jefe del laboratorio de neurociencia del *National Institute on Aging* (Instituto Nacional sobre el Envejecimiento), Mark Mattson. En el estudio se analizaron los niveles de glucosa e insulina en la sangre de ratones sometidos a una ingesta calórica restringida o a un ayuno intermitente. Los ratones en AI mostraron una mayor sensibilidad a la insulina y una menor incidencia de diabetes. Aunque los ratones vivieron el mismo tiempo, el AI se impuso por ser más sano durante ese tiempo.

La investigación de Mattson demostró además que el AI puede proteger el cerebro contra enfermedades degenerativas que son más comunes en los últimos años de la vida. Uno de sus estudios arrojó resultados que sugerían que los cerebros de las ratas expuestas al AI eran resistentes a las toxinas que dañan las células cerebrales y provocan derrames cerebrales, enfermedad de Parkinson y deterioro cognitivo (un síntoma común del Alzheimer). Desde entonces, Mattson practica el AI y solo desayuna y come los fines de semana, afirmando que le ayuda a ser más productivo durante la semana. Mattson no es licenciado en medicina. Tiene un doctorado en biología y ha estudiado aspectos celulares del envejecimiento que han dado lugar a más de 700 publicaciones de artículos.

Otros resultados que Mattson ha publicado con sus estudios sobre el AI con roedores es que conduce a niveles más altos del factor neuro-trófico derivado del cerebro (BDNF), que es una proteína que protege a las neuronas de morir bajo estrés. Los niveles bajos de esta proteína se han relacionado con la depresión y el Alzheimer. Además, el ayuno parece aumentar la tasa de autofagia, o eliminación de molé-culas dañadas, que también se ha relacionado con el Alzheimer, pero también con el Parkinson y algunas otras enfermedades neuro-lógicas.

Los investigadores de Chicago afirmaron que el ayuno parecía "retrasar el desarrollo de los trastornos que conducen a la muerte". Esto se produjo después de que la Universidad de Chicago informara sobre un experimento en el que participaron ratas que se sometían a dietas diarias frente a ratas que solo se alimentaban cada dos días. Las ratas expuestas al AI vivieron más tiempo y mostraron una incidencia de enfermedades mucho menor que el otro grupo.

CUANDO SE POPULARIZÓ EL AI

En 2012 se emitió un documental llamado *"Eat, Fast, and Live Longer"* (Come, ayuna y vive más). En él se destacaban los beneficios del AI y se revelaba que era un estilo de vida que permitía perder peso y reducir el riesgo de padecer enfermedades comunes del envejeci-miento, como el cáncer, el Alzheimer y las cardiopatías, sin restringir los alimentos que más nos gustan. El revuelo creado por la ciencia revelada en este documental hizo que algunos famosos lo probaran y aumentara aún más la expectación.

Una de ellas, Jennifer Aniston, atribuye su fabulosa forma física al AI. Reconoce que se salta el desayuno y solo toma líquidos claros por la mañana. Otra es la supermodelo Gisele Bundchen, que practica el método 5/2 (del que hablaremos más adelante) consumiendo solo 500-600 calorías dos días a la semana. Otras que pueden dar fe de su efectividad son Halle Berry, Scarlett Johansson y Reese Witherspoon. Otra celebridad impresionantemente exitosa que admite abiertamente que su mayor concentración mental y su exitoso control de peso se deben a su compromiso de comer solo la cena todos los días de la semana es, Jack Dorsey. Jack es el cofundador de Twitter y Square. Reserva su ingesta calórica para una ventana de una sola hora en la que consume todos los nutrientes necesarios de una sola vez. Este tipo de ayuno es el más extremo y no debe intentarse al principio.

EL VIAJE DE KATHY

"Antes de empezar mi viaje por el AI, era escéptica de que me fuera a funcionar. Después de cumplir 50 años, me parecía imposible perder peso. Había probado una dieta tras otra sin conseguir nada más que frustración y fracaso. Estaba convencida de que engordar un poco más formaba parte de los efectos de las hormonas posmenopáusicas. Finalmente, decidí investigar un poco sobre el AI para averiguar si era tan eficaz como todo el mundo decía. Resulta que la ciencia no miente"

— KATHY, 55 AÑOS

COSAS PARA RECORDAR

- El AI se centra más en cuándo se come, no tanto en qué se come.
- El AI consiste en periodos de alimentación y periodos de ayuno.
- Los humanos hemos evolucionado para pasar largos periodos sin comer. Está en nuestro ADN.
- El AI es más fácil de lo que se piensa.
- Tanto los antiguos griegos como los estudios científicos y los modelos actuales avalan la eficacia del AI.

Probablemente, ya estés convencido de que merece la pena probar el AI porque las pruebas de que funciona son abrumadoras. Sin embargo, para aquellos que quieren perder peso y mantenerse delgados, decidirse a intentarlo como mecanismo de pérdida de peso suele requerir un conocimiento más profundo. Continúa leyendo para saber por qué el ayuno intermitente es tan eficaz y cómo reacciona nuestro cuerpo ante un período de ayuno más largo de lo habitual.

2

LA CIENCIA NO MIENTE

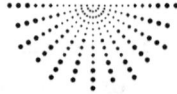

Una vez que empiezas a contar calorías, el placer de comer desaparece. –
Mireille Guiliano

No es una coincidencia que la mayoría de los estadounidenses se hayan decantado por el AI como herramienta para perder peso. El hecho es que funciona mejor que otras dietas que han probado. Hay varias razones por las que el AI funciona, además de ser un ajuste de estilo de vida increíblemente fácil de hacer. A continuación vamos a resumir más de lo que la ciencia nos ha dicho acerca de lo que sucede a nivel celular cuando ayunamos.

LO QUE DICEN LOS RATONES

En un estudio realizado en 2012 participaron dos grupos de ratones genéticamente idénticos en los que a un grupo se le permitió comer todo el día, mientras que al segundo grupo se le restringió a ocho horas para consumir sus comidas. Ambos grupos recibieron la misma cantidad de calorías para consumir cada día. Los resultados mostraron, tras solo 18 semanas, que los ratones a los que se permitió comer todo el día mostraban signos de resistencia a la insulina y daño hepático. Además, pesaban un 28% más que los que seguían la dieta de restricción horaria.

Entonces, para despejar cualquier duda, los ratones a los que se permitía comer todo el día pasaron a seguir la dieta de restricción horaria. Tras el cambio, los ratones mostraron mejoras en su salud y su peso, y fueron capaces de mantener la pérdida de peso durante todo el experimento. Los científicos también descubrieron que estos ratones tenían una mayor sensibilidad a la insulina.

Algunos hallazgos interesantes de los estudios fueron que incluso cuando los ratones tenían el "fin de semana libre", seguían pesando menos que los ratones que no tenían restricciones durante toda la semana. Además, cuando se redujo el periodo de alimentación, los ratones engordaron aún menos. Los resultados combinados fueron fascinantes... pero los sujetos eran *roedores*.

ESTUDIOS EN HUMANOS

En 2015, se llevó a cabo un estudio en el que se pidió a un pequeño grupo de personas que restringieran sus periodos de alimentación a 10-12 horas. No se les impuso ninguna restricción dietética sobre lo que podían comer durante ese periodo de tiempo. Después de 16 semanas, la pérdida media de peso fue de unos dos kilos, pero los participantes declararon dormir mejor, tener más energía y menos hambre por la noche. El grupo también señaló que los cambios que hicieron para restringir su ventana de alimentación fueron fáciles de aplicar y mantener.

Satchin Panda es investigador y profesor de biología circadiana en *Salk Institute for Biological Studies* (Instituto Salk de Estudios Biológicos) de La Jolla, California. Ha dedicado la mayor parte de su carrera al estudio de los procesos bioquímicos del cuerpo humano. Hasta ahora, los sujetos de sus estudios han sido ratones y personas, incluido el estudio mencionado anteriormente. Otros estudios que ha realizado se han centrado en la alimentación restringida en el tiempo y han producido resultados convincentes. En uno de ellos, pidió a hombres con riesgo de diabetes de tipo 2 que redujeran su horario de comidas a 10 horas. Tras 12 semanas, los participantes redujeron su colesterol total en un 11%. Sorprendentemente, un año más tarde, el 75% de los participantes en el estudio seguían restringiendo voluntariamente su horario de comidas a 8-11 horas.

Desde la publicación de los estudios de Panda, otros investigadores se han visto motivados para averiguar más y han ampliado la investigación sobre los beneficios del AI. Uno de estos estudios se publicó en *Cell Metabolism* e informó de que las personas que restringen su ventana de alimentación también reducen su ingesta calórica involuntariamente y acaban perdiendo algo de peso. Un análisis de 25 estudios sobre la alimentación saludable publicado en la revista *Annual Review of Nutrition* afirmó que, independientemente del método de alimentación saludable elegido (hay bastantes y trataremos las opciones en otro capítulo), los participantes pueden reducir su peso corporal total, lo que coincide con los resultados de las dietas tradicionales. Pero además de la pérdida de peso, los participantes mostraron sistemáticamente una disminución de la presión arterial, una mayor sensibilidad a la insulina y unos niveles más bajos de colesterol y triglicéridos. El resultado más impresionante fue que los que decidieron ayunar siguiendo el método 5/2 o el de días alternos fueron capaces de reducir su peso corporal en un 7% y mantener la pérdida de peso durante más de un año. Para una persona que pesa 80 kilos, esto equivale a una pérdida de 5,6 kilos.

No cabe duda de que se necesita más investigación sobre todos los beneficios del AI en los seres humanos; por ejemplo, ¿responde el cuerpo humano de forma similar al de los ratones en cuanto a la absorción de menos azúcar y grasas de los alimentos cuando se restringen las ventanas de alimentación? ¿Protege el AI nuestro cerebro de las enfermedades degenerativas como lo hace en los ratones? Aunque estas respuestas aún no se conocen con certeza, los beneficios que se han descubierto hasta ahora del AI en humanos son alentadores.

COSAS PARA RECORDAR

- Para la mayoría de los estadounidenses, el AI es el más fácil de seguir.
- El AI te permite seguir disfrutando de todos los alimentos que te gustan.
- Un pequeño ajuste puede producir cambios significativos.
- Los beneficios del AI van más allá de la pérdida de peso.
- Estudios en humanos demuestran que el AI puede reducir el peso corporal un 7% en un año.

Aunque los beneficios de este capítulo son para todo el mundo, es importante señalar que existen aún más beneficios del AI específicamente para las mujeres y los hombres mayores de 50 años. En el siguiente capítulo se explicará qué hace que este método de pérdida de peso sea la opción más productiva para este grupo de edad, y se analizarán los riesgos que deben tener en cuenta.

3

BENEFICIOS PARA LOS MAYORES DE 50 AÑOS (Y POSIBLES RIESGOS)

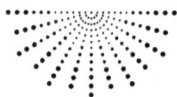

L legar a los 50 años no es fácil para la mayoría de nosotros. Lo sé muy bien ahora que tengo 60 años. Los días en los que nos quedábamos despiertos toda la noche comiendo comida basura y no engordábamos ni un gramo (recuerda tus años de adolescencia :)) han quedado atrás y nuestro metabolismo se ha vuelto tan lento que parece que funcione al revés. Aquí es donde el AI viene al rescate con una plétora de beneficios orientados a revertir algunos signos de envejecimiento al tiempo que ayuda a eliminar los kilos no deseados.

POR LO QUE TODOS ESTAMOS AQUÍ: PÉRDIDA DE PESO

La principal fuerza motriz para elegir cualquier programa de dieta es perder peso. Los aspectos de un plan de dieta que aumentan el éxito y la sostenibilidad de la pérdida de peso son la capacidad de seguirlo y poder ver y sentir los resultados. Teniendo en cuenta que el AI no restringe lo que una persona tiene "permitido" comer, es mucho más fácil comprometerse. En cuestión de semanas, las personas que siguen los patrones de alimentación del AI han visto cómo la báscula bajaba entre 200 y 600 gramos por semana, así como una reducción del 4-7%

en su cintura. Dado que la grasa abdominal es la más difícil de perder y se sabe que contribuye a las enfermedades cardiovasculares, no es de extrañar que el AI sea tan popular.

Los mecanismos de la eficacia del AI son sencillos. Cuando consumimos alimentos, las enzimas del intestino descomponen las moléculas que acaban llegando al torrente sanguíneo. Los hidratos de carbono, incluidos los azúcares y los cereales procesados, se descomponen en azúcares y se utilizan como fuente de energía. Si algún azúcar no se utiliza, se almacena en las células grasas, gracias a la insulina. Cuando dejamos pasar el suficiente tiempo para que desciendan los niveles de insulina en sangre, los azúcares se liberan de las células grasas y se queman para obtener energía.

Una de las quejas habituales de la gente es que cuando hacen dieta pierden músculo junto con la grasa. Sin embargo, una revisión científica ha demostrado que la reducción de las ventanas de alimentación dio lugar a la pérdida de peso con solo una reducción del 10% en la masa muscular frente al 25% de pérdida de músculo con las dietas restrictivas en calorías.

Probablemente, la ventaja más apreciada de elegir un programa de pérdida de peso basado en el AI es la sencillez de las "reglas". Dentro de lo razonable, no hay listas de alimentos prohibidos, sino que se fomenta una alimentación limpia. Además, el concepto es sencillo. Existen diferentes ventanas de tiempo para comer que se adaptan a cualquier persona. Incluso si alguien solo restringe el tiempo para comer durante el día por un par de horas, los resultados serán visibles.

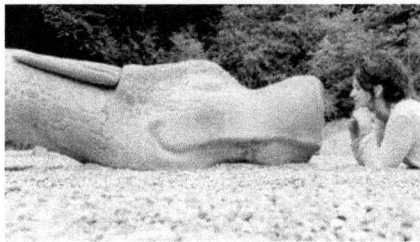

Antienvejecimiento

La menopausia marca un hito del envejecimiento contra el que las mujeres no pueden luchar por mucho que intenten retrasar el reloj. Sin embargo, existen formas de prolongar algunos de los cambios experimentados por el envejecimiento, mediante el AI. Los estudios demuestran que el ayuno puede ralentizar el deterioro de las células y su ADN. Dado que el deterioro celular es una de las principales causas de varias enfermedades que se vuelven más frecuentes a medida que envejecemos, tomar medidas para mantener sanas nuestras células y nuestro ADN puede, en teoría, ofrecer beneficios contra el envejecimiento.

La inflamación y el daño celular provocan enfermedades como las cardiopatías, la diabetes y el cáncer. Cuando una persona ayuna, se han observado varios cambios celulares. Las células pueden eliminar más residuos de los tejidos. Se expresan genes que previenen enfermedades y prolongan la vida de la célula. Disminuyen los niveles de insulina y aumenta la sensibilidad del organismo a esta hormona. Se reduce la inflamación en todo el organismo. El cuerpo es más capaz de protegerse contra el estrés oxidativo de los radicales libres. También se ha demostrado que el AI reduce en gran medida la grasa abdominal, lo que supone uno de los principales factores que contribuyen a las enfermedades crónicas que acortan la esperanza de vida.

Otro beneficio antienvejecimiento del AI es que sobrealimenta el metabolismo. Al permitir períodos de ayuno más largos, el cuerpo quema más calorías de forma más eficiente. Esto significa que, cuando comemos, el cuerpo puede acceder más fácilmente a los nutrientes esenciales de los alimentos. Un metabolismo más rápido y eficiente conduce en última instancia a un cuerpo más sano y "feliz".

Mejora de la salud mental

También se ha demostrado que el ayuno mejora el microbioma del intestino (o bacterias del estómago). Unas bacterias estomacales sanas favorecen la retención de nutrientes y la eliminación de residuos.

Unas bacterias intestinales óptimas mejoran la salud física y mental, al tiempo que contribuyen a mejorar el sueño, la memoria y la cognición.

Como beneficio añadido, los estudios han informado de que el ayuno aumenta la neuroplasticidad del cerebro. Se ha utilizado para ayudar a reparar daños cerebrales causados por derrames cerebrales o lesiones al promover nuevas conexiones neuronales y reducir la inflamación. Las nuevas conexiones neuronales hacen que el cerebro sea capaz de retener nueva información (aprender cosas nuevas y mejorar la memoria). También se utiliza para reducir el riesgo de desarrollar enfermedades degenerativas del cerebro como el Alzheimer, la demencia y el Parkinson.

En el caso de las mujeres, si la menopausia ha mermado su energía, el AI puede ser la mejor opción dietética para recuperarla. La energía que normalmente se utiliza para descomponer los alimentos a lo largo del día y durante la noche está disponible durante el ayuno. La gente dice tener más energía cuando ayuna. Esto es así tanto física como mentalmente. Con la limpieza de los desechos celulares, las personas que ayunan dicen sentirse rejuvenecidas y con una agudeza mental que no experimentaban anteriormente.

Dormir mejor

Una queja común de la mayoría de los que nos hacemos mayores es que nos cuesta dormir. Ya sea debido a los sofocos, la inquietud o los dolores y molestias, el sueño puede ser difícil de conseguir a medida que envejecemos. Sin embargo, las investigaciones demuestran que el ayuno ayuda a reforzar el ritmo circadiano del cuerpo. Esto es impor-tante porque nuestro ritmo circadiano es responsable de varias funciones biológicas, incluido nuestro ciclo de sueño-vigilia. Aunque el principal factor que contribuye a establecer el ritmo circadiano es la luz solar, el segundo es el consumo de alimentos. Se ha demostrado que el ayuno aumenta los niveles de la hormona del crecimiento humano, que se produce mientras dormimos y ayuda a quemar grasa. Además de ser un magnífico quema grasas, también ayuda a los tejidos a repararse y restaura los músculos. Es el responsable de esa sensación de frescor que tenemos después de una buena noche de sueño.

Los estudios están demostrando que se pueden producir mejoras en el sueño después de solo una semana de practicar AI. Los participantes informaron de que se despertaban menos por la noche y estaban menos inquietos o intranquilos. Los estudios también demostraron que los participantes experimentaban más movimientos oculares rápidos (MOR). El sueño REM contribuye a nuestra capacidad de procesamiento mental y emocional. Los participantes mejoraron su estado de ánimo y la calidad general del sueño, y fueron capaces de concentrarse mejor durante las horas de vigilia.

OTROS BENEFICIOS

Prevención de la demencia

Mientras que numerosos ensayos clínicos en ratones han demostrado que el AI favorece la longevidad, la reducción de los déficits cognitivos, el aumento de la producción de nuevas células cerebrales y la mejora de la cognición, los ensayos en humanos aún no han llegado. No obstante, las pruebas observacionales del ayuno en humanos, procedentes de estudios pequeños, aleatorizados y controlados, sugieren que el ayuno en humanos protege de la diabetes y las enfermedades cardiovasculares, ambas asociadas a un mayor riesgo de demencia. Una investigación reciente que examinó de cerca la conexión entre los patrones dietéticos y la demencia vascular encontró pruebas de que el ayuno podría utilizarse como tratamiento para prevenir la aparición de la demencia. La teoría es que, dado que la restricción calórica favorece la supresión de la inflamación en el cerebro, aumenta su sensibilidad a la insulina y controla mejor la energía metabólica, sus efectos pueden proteger al cerebro de la aparición de la demencia.

PREVENCIÓN DE LA DIABETES

Los científicos han confirmado las investigaciones según las cuales el AI aumenta la sensibilidad del organismo a la insulina y, por tanto, reduce el azúcar en sangre. Esto ayuda a proteger contra la diabetes de tipo 2 y el hígado graso. Los estudios realizados en ratones han demostrado que el AI también reduce la grasa pancreática, la cual puede contribuir a la diabetes de tipo 2. Otro efecto preventivo contra la diabetes de tipo 2 es la mejora de la función de los linfocitos B, que ayuda a reducir la presión arterial y el estrés oxidativo.

Artritis

Se ha demostrado que restringir las calorías tiene un efecto antiinflamatorio en el organismo. Un estudio publicado en 2021 reveló un alivio de la artritis reumatoide (AR) cuando los participantes ayunaron durante 30 días desde el amanecer hasta el anochecer durante un mínimo de 12 horas. Los beneficios duraron hasta tres meses después de que dejaran de ayunar. También cabe mencionar el alivio de la artritis reumatoide, que se traduce en una pérdida de peso significativa, una disminución de la presión arterial y de la glucemia... factores todos ellos a los que contribuye el AI. Los investigadores también están descubriendo una reducción de las células inflamatorias, y de los monocitos en la sangre de las personas y ratones que practican el AI. Estos hallazgos convierten a este método en una atractiva opción dietética para el alivio sintomático de la artritis.

Esclerosis múltiple

Algunos estudios señalan que el AI podría aliviar los síntomas de la esclerosis múltiple al inducir un efecto calmante en la respuesta inmunitaria que causa el daño nervioso. Se han realizado estudios en ratones en los que el AI contribuyó a mejorar las bacterias intestinales y a reducir la inflamación en todo el organismo.

SALUD CARDÍACA

Según Minisha Sood, endocrinóloga del Hospital Lenox de Nueva York, la reducción de la inflamación en el organismo contribuye a disminuir el riesgo de sufrir un episodio cardíaco. Afirma que cuando las condiciones del microentorno en los vasos sanguíneos favorecen el colesterol perjudicial, se produce una acumulación de placa. La acumulación de placa es lo que daña los vasos sanguíneos y provoca enfermedades cardiacas potencialmente mortales. Por lo tanto, si podemos reducir la inflamación y cambiar a mejor las condiciones del microambiente dentro de nuestros vasos sanguíneos, podemos mejorar nuestra salud cardiaca mediante el AI. Un investigador, el Dr. Benjamin Horne, comparó los efectos del ayuno con una clase de fármacos llamados inhibidores del cotransportador 2 de sodio-glucosa. Estos fármacos reducen el riesgo de diabetes e insuficiencia cardíaca y aumentan el nivel de una proteína en la sangre llamada galectina-3, que reduce la inflamación.

Autofagia

El reciclaje de moléculas celulares, o autofagia, es un proceso natural que ayuda a limpiar y renovar las células del organismo. Ayuda a proteger contra daños como los cúmulos de proteínas nocivas que pueden provocar neurodegeneración (o pérdida de la función neuronal en el cerebro que puede conducir a las enfermedades de Alzheimer y Parkinson). Aunque se ha observado una mejora de este proceso en múltiples estudios con animales, un estudio más reciente en humanos también ha mostrado resultados prometedores. Los participantes en el estudio observaron un aumento de la expresión de genes relacionados con la autofagia tras solo cuatro días de alimentación restringida en el tiempo (AI). Este beneficio de la AI es muy importante porque la autofagia aumenta la esperanza de vida, protege la salud mental, previene el Alzheimer y combate las enfermedades infecciosas al atacar y destruir las bacterias y toxinas extrañas de nuestras células.

CÁNCER

Varios investigadores han descubierto que el ayuno tiene varios beneficios para proteger contra el cáncer y reducir potencialmente el riesgo de padecerlo. Varios investigadores de San Diego han descubierto que ayunar al menos 13 horas al día puede ayudar a evitar que el cáncer de mama sea mortal, así como a prevenir su reaparición. Muchos científicos de distintas universidades de California descubrieron que el ayuno ayudaba a reducir el riesgo de cáncer y mejoraba los beneficios de los tratamientos contra el cáncer. Afirmaron que las células eran más receptivas a la quimioterapia, protegiendo a las células normales y fomentando la producción celular. En ratones, los investigadores descubrieron que los ratones que ayunaban eran capaces de regenerar su sistema inmunológico más que los ratones que no ayunaban.

RIESGOS POTENCIALES

Como ocurre con todas las dietas, el AI conlleva riesgos que deben tenerse en cuenta antes de empezar. Se debe consultar a un médico para trazar el plan adecuado y más seguro en relación con cualquier enfermedad que se esté padeciendo. Y, si surgen nuevas afecciones que pongan en peligro tu salud, deja de ayunar y consulta a un médico inmediatamente. Los siguientes riesgos son los más comunes en el AI. No deben considerarse como todos los riesgos potenciales de cualquier tipo de ayuno.

Comer en exceso

Para las personas que han tenido problemas con comer en exceso en el pasado, los atracones pueden ser un efecto secundario del AI. Pasar largos periodos sin comer puede desencadenar el impulso de comer tanto como sea posible cuando empiece la ventana de alimentación. Esta no es la intención del AI y podría producir problemas importantes como aumento de peso, sentimientos de culpa y, posiblemente, incluso bulimia. Es importante seguir un patrón de alimentación normal durante las ventanas de alimentación para evitar comer en exceso o darse un atracón.

Puede afectar a ciertos medicamentos (Consulta con tu médico)

Es sumamente importante que consultes a tu médico sobre la intención de iniciar una dieta de AI si actualmente estás tomando algún medicamento. Ya sean recetados o de venta libre, el ayuno puede alterar su eficacia y su tasa de absorción y tener efectos secundarios negativos. Algunos medicamentos deben tomarse con comida porque se absorben mejor con una fuente de grasa en el vientre o podrían producir síntomas de náuseas, hinchazón y gases con el estómago vacío. Otros medicamentos se absorben mejor en ayunas. Independientemente del riesgo o el beneficio, el médico que prescribe el medicamento debe indicar si es seguro ayunar mientras se toman medicamentos.

Puede provocarte náuseas

Algunas personas pueden experimentar sensaciones incómodas durante el ayuno, como mareos, náuseas y dolores de cabeza. Al iniciar una dieta de AI, el intervalo de ayuno solo debe alterarse moderadamente con respecto a lo que el organismo ya está acostumbrado. Los niveles bajos de azúcar en sangre pueden ser muy desagradables y peligrosos si el ayuno es demasiado agresivo al principio. Si alguno de los síntomas mencionados persiste con una dieta de AI suave o un ayuno prolongado, se debe consultar a un médico y suspender inmediatamente la dieta.

EL VIAJE DE MARK

"Finalmente, decidí que valía la pena probar el AI. Me di cuenta de que ya ayunaba desde las 8 de la tarde hasta las 7 de la mañana (11 horas seguidas). Así que lo único que tenía que hacer era alargar un poco ese periodo de ayuno para empezar a ver algunos de los beneficios de los que todo el mundo hablaba. Decidí probar el AI y, aunque el peso no disminuyó inmediatamente, resultó ser un método factible y eficaz. No pasó mucho tiempo hasta que me di cuenta de que me gustaba. Al final, me sentía tan bien que supe que no sería una dieta para mí, sino un estilo de vida".

— MARK, 62 AÑOS

COSAS PARA RECORDAR

- El AI puede tener un efecto antienvejecimiento específico para mujeres y hombres mayores de 50 años.
- El principal beneficio del AI es la pérdida de peso sostenida, ¡aunque también tiene muchas otras ventajas!
- El riesgo de padecer ciertas enfermedades aumenta con la edad, pero el AI puede contribuir a la resistencia y la longevidad.
- El sueño es más difícil de conciliar a medida que envejecemos, sobre todo en la menopausia. ¡El AI puede ayudar a conciliar el sueño!
- El AI conlleva ciertos riesgos, por lo que debes consultar a tu médico antes de empezar.

Conocer los mecanismos del funcionamiento del AI ayuda a descifrar qué método de ayuno es mejor para cada persona. Hay una gran variedad de métodos entre los que elegir y, en función de tus objetivos, tu experiencia previa en dietas y tu estilo de vida actual, es probable que haya uno que te convenza más que el resto. Continúa leyendo el siguiente capítulo para saber más sobre los distintos métodos de AI, así como los pros y los contras de cada uno de ellos.

4

DIFERENTES TIPOS DE AI.
TIENES OPCIONES

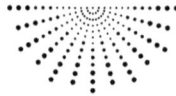

A ntes de desglosar los diferentes tipos de AI, hablemos primero un poco de la primera comida que se ingiere después de un ayuno... a menudo denominada "desayuno". La mayoría de la gente no se da cuenta de que ayuna todos los días y que el desayuno hace exactamente lo que describe: romper el ayuno. Saber que el AI podría ser solo una versión ligeramente ampliada de lo que harías normalmente es alentador. Este capítulo describirá las diferentes formas de ayunar y las maneras apropiadas de romper el ayuno para maximizar los beneficios

VENTANAS DE ALIMENTACIÓN RESTRINGIDA

Mientras que existen diferentes métodos de ayuno para una serie de estilos de vida y necesidades dietéticas, todas las opciones de ayuno tienen algunas reglas generales a seguir. Estas "reglas" pueden considerarse más bien excepciones que permiten mantener el ayuno con mayor comodidad y facilidad.

- En primer lugar, las bebidas sin calorías están permitidas durante las horas de ayuno porque no perturban el proceso del mismo. Pueden ayudar a contener el apetito durante el ayuno.

- El AI es más eficaz con una dieta equilibrada. Garantizar el consumo de todas las proteínas y nutrientes que el cuerpo necesita puede ayudar a saciar el apetito cuando llega el momento de ayunar.
- Cuando el cuerpo ayuna, entra en estado de cetosis y quema grasas. El ayuno es necesario durante al menos 12 horas para entrar en cetosis.
- Por último, las horas de sueño cuentan cómo horas de ayuno. ¡Esto significa que puedes quemar grasa mientras descansas!

16/8

El método 16/8 es el más popular, probablemente porque es fácil de aplicar inmediatamente en una agenda apretada sin dejar de tener un gran impacto en una vida más sana. Comprende las horas de comida a 8 horas. Para muchas personas, proporciona el equilibrio perfecto entre un ayuno más prolongado y la posibilidad de consumir alimentos durante gran parte de las horas de vigilia. Por ejemplo, si terminas de cenar sobre las 6 de la tarde, podrás "romper" el ayuno a las 10 de la mañana del día siguiente. Eso es tiempo de sobra para tomarse una o dos tazas de café solo o té para despertarse y ponerse en marcha durante el día.

Para empezar, elige la franja horaria que más te convenga. Las franjas horarias pueden ajustarse si es necesario. A algunas personas les resulta útil programar un recordatorio en el teléfono para saber cuándo deben entrar en el período de ayuno y cuándo en el de comida. Cuando comas, intenta hacerlo con alimentos ricos en nutrientes, con muchas proteínas y fibra, para mantener a raya el apetito durante el ayuno.

Intenta comer frutas como bayas, cítricos, manzanas y plátanos. Las verduras como el brócoli, repollo, coliflor, lechugas y pepinos son grandes fuentes de vitaminas y fibra. Los cereales integrales como la cebada, quinoa, arroz y avena te mantendrán saciado al quemarse lentamente. Consume muchas grasas saludables como el aceite de oliva, los aguacates y el pescado. Y, por último, las proteínas son imprescindibles y pueden encontrarse en fuentes como la carne u otras opciones como las legumbres, frutos secos, semillas y huevos.

14/10

El método 14/10 permite comer durante 10 horas, mientras que las otras 14 horas del día son horas de ayuno. Este horario es ideal para las personas propensas a comer hasta tarde por la noche. Proporciona cierta estructura y limitaciones en torno a un horario de comidas más saludable sin ser demasiado restrictivo. También es una gran opción para las personas que empezaron con el método 16/8, pero les resultó demasiado difícil. Las horas de comida más populares para esta dieta son entre las 8 a.m. o 9 a.m. y alrededor de las 6 pm o 7 pm Para la mayoría de las personas, esto solo extendería sus horas normales de ayuno por un par de horas, lo cual es una gran manera de comenzar el AI.

Un estudio publicado en *Cell Metabolism* investigó a un grupo de personas que utilizaron el método 14/10 durante unos tres meses. Se descubrió que incluso cuando las personas comían lo que querían, ingerían involuntariamente un 8,6% menos de calorías, perdían un 3% de su peso corporal y un 4% de su grasa visceral. La grasa visceral recubre los órganos y contribuye a diversas enfermedades graves. La presión arterial y los niveles de colesterol mejoraron, así como la calidad del sueño. Fue un pequeño cambio en su estilo de vida, lo que condujo a grandes mejoras en su salud que fueron fáciles de mantener.

Para cualquiera que necesite empezar una dieta muy lentamente, tal vez por recomendación de un médico, la dieta 14/10 es una gran opción. A medida que pasa el tiempo con la dieta 14/10, el siguiente paso para deshacerse de algunos kilos más puede ser incluir opciones de alimentación más saludables en lugar de comer los alimentos anteriores a la dieta. Además, este método puede utilizarse como trampolín para quienes sientan que su pérdida de peso con este método se ha estancado. Aumentar el reto al método 16/8 puede ser justo lo que tu cuerpo está buscando para continuar tu viaje de pérdida de peso.

12/12

El modelo 12/12 es muy parecido a los dos anteriores, con la diferencia de que las ventanas de alimentación y ayuno tienen la misma duración. Se considera el método de ayuno más fácil para empezar si tu ventana natural de alimentación es mayor de 12 horas de duración. Puede ser difícil hacer cambios en el estilo de vida frente a lo que podría considerarse una dieta a corto plazo. Vivir bajo este método puede ser un cambio de estilo de vida a largo plazo que no requiere mucho tiempo, esfuerzo o planificación.

Una entrenadora personal y bloguera que decidió aplicarlo descubrió que reducía la hinchazón que ni siquiera sabía que tenía. Aunque es una profesional del fitness, reconoció que no comer a primera hora de la mañana fue difícil al principio. Empezar poco a poco con el método 12/12 le ayudó a completar el plan de dieta de 21 días. Y, aunque ya hace tiempo que terminó su programa dietético, sigue llevando un estilo de vida de AI 12:12 por todos los beneficios que aporta a su salud. El mayor cambio que experimentó fue que le hizo pensar en lo que comía y puso fin al mal hábito de picotear sin pensar. Un simple cambio de conciencia que se tradujo en grandes beneficios para la salud.

20/4

El método 20:4 se conoce a menudo como la "dieta del guerrero" y fue creado por Ori Hofmekler en 2001. Él lo llama así porque se basa en la idea de que los cazadores y recolectores solo pasaban una pequeña parte del día comiendo. Dado que este método es bastante extremo, no se recomienda que nadie se lance a él. Es mejor empezar con un plan de ayuno más gradual y permitir que el cuerpo se adapte antes de intentar ayunar durante 20 horas.

Es importante tener en cuenta que este método es diferente de otros métodos de tiempo restringido de AI que hemos mencionado hasta ahora porque algunos alimentos se pueden consumir durante la ventana de ayuno. Este método también difiere de otros métodos con restricción de tiempo porque anima al participante a programar su ventana de alimentación por la noche. Un horario habitual para este método es de 6 pm a 10 pm. También hay fases semanales a seguir si el objetivo es trabajar en este método frente a los mencionados hasta ahora que se pueden empezar inmediatamente.

Para comenzar las fases semanales hacia el ayuno 20/4, primero, comienza con una semana de desintoxicación. Durante las 4 horas de alimentación, come una ensalada grande, varias raciones de proteínas vegetales, cereales integrales, verduras cocidas y queso. Durante el ayuno de 20 horas, reduce al mínimo la ingesta de calorías, pero el consumo de huevos, caldo de huesos, requesón, frutas y verduras crudas, así como jugos vegetales, puede ayudar a suprimir el apetito y mantener regulada la glucemia.

Durante la segunda semana el objetivo es consumir más grasas de alta calidad y menos carbohidratos. Durante el período de 4 horas, se deben consumir proteínas animales magras, verduras cocidas, frutos secos y una ensalada grande con aliño. Durante el período de ayuno, hay que seguir comiendo lo mismo que en la semana de desintoxica-ción, pero añadiendo yogur griego natural si es necesario.

La tercera semana consiste en alternar días altos en carbohidratos y días altos en proteínas. Para los días altos en carbohidratos, se deben consumir los mismos alimentos que en la segunda semana, pero añadiendo papas, pasta o avena. En los días de alto contenido en proteínas, debes consumir los mismos alimentos que en la segunda semana, excepto que debes añadir de 227 a 454 gramos de proteína animal, así como algunas verduras cocidas bajas en carbohidratos.

Una vez completadas las tres semanas, Hofmekler recomienda una segunda ronda de 3 semanas de preparación antes de intentar seguir las pautas de 20/4. Puede ser suficiente, dependiendo de cada persona. Puede ser suficiente, dependiendo de los objetivos personales de pérdida de peso, con seguir la dieta 20/4 solo tres o cuatro días a la semana.

A continuación, se enumeran algunos consejos para tener éxito que Hofmekler ha transmitido a quienes desean probar cualquier dieta de AI:

- Decidir cuándo será el momento de comer antes de comenzar.
- Identificar los objetivos de salud que quieres alcanzar y anotarlos.
- Fijar una fecha en el calendario para el inicio de la dieta.
- Cumplirlo durante al menos 2 semanas.
- Llamar a un amigo o a un profesional de la salud para que te anime si empiezas a sentirte abrumado.
- Beber muchos líquidos claros para mantenerse hidratado.
- Comer alimentos ricos en proteínas más tarde en el horario de comidas.
- Intentar comer alimentos no procesados.
- Hacer ejercicio cuando sea posible durante el periodo de ayuno.
- Comer despacio y con la intención de nutrir el cuerpo.
- Mantenerse ocupado para distraerse del tic-tac del reloj durante una ventana de ayuno.

Ten en cuenta que el método 20/4 no es para todo el mundo. Algunos estudios han demostrado la pérdida de peso y la reducción del riesgo de enfermedades cardiovasculares con esta dieta, pero también puede conllevar mayores riesgos. Algunas cosas que hay que tener en cuenta mientras se sigue esta dieta son la confusión mental, el insomnio, la debilidad, la irritabilidad, el estrés, la ansiedad, las deficiencias nutricionales y las alteraciones hormonales. Si se presenta cualquiera de estos síntomas, consulta a un médico porque puede ser el momento de cambiar la duración de tu periodo de ayuno o dejar por completo el AI.

5/2

Este método de ayuno también se conoce como "dieta rápida". La regla general es comer normalmente durante 5 días y luego restringir la ingesta a 500 calorías los otros dos días de la semana. Para empezar esta dieta, elige dos días de ayuno no consecutivos durante la semana. Durante los días de ayuno, solo debes comer dos o tres comidas pequeñas ricas en proteínas y fibra, ya que así saciarás mejor el apetito a lo largo del día.

Es importante tener en cuenta que, si el consumo de calorías aumenta durante los días de no ayuno, es poco probable que la dieta tenga éxito. El objetivo es comer normalmente los días sin ayuno y reducir las calorías solo dos días a la semana. Es mucho más fácil llevar a cabo pequeñas dosis de fuerza de voluntad que restricciones dietéticas a largo plazo.

Los estudios han demostrado que el método 5/2 es una herramienta eficaz para perder peso y mantener beneficios similares a los de otros métodos de AI. El famoso Jimmy Kimmel atribuye a la dieta 5/2 su pérdida de peso de 11 kilos. Un estudio informó de que los participantes que ayunaron con un patrón 4/3, clasificados como de peso normal y con sobrepeso, mostraron mejoras en varias áreas:

- Pérdida de peso de más de 5 kg.
- Pérdida de grasa de más de 3,5 kg (sin cambios en la masa muscular).
- Un 20% menos de triglicéridos en sangre.
- Incremento del tamaño de las partículas LDL (una mejora).
- Reducción de la inflamación.

Eat Stop Eat (Comer Parar Comer)

Este método de AI consiste esencialmente en un horario de comidas en el que una persona elige uno o dos días (no consecutivos) de la semana en los que ayuna durante 24 horas completas. El método fue desarrollado por Brad Pilon, autor del libro *"Eat Stop Eat"*. Aunque el método es relativamente sencillo, su inspiración difiere de los planes típicos de pérdida de peso. Pilon hace hincapié en la reevaluación intencionada del consumo diario. Su proceso de pensamiento implica ser consciente y reflexionar sobre lo que se come para tomar decisiones más sensatas sobre lo que damos de comer a nuestro cuerpo.

Este método sigue un estricto programa de ayuno durante un periodo completo de 24 horas, pero no más, dos veces por semana. Esto significa que, si el día de ayuno comienza a las 8 de la mañana del lunes y se prolonga hasta las 8 de la mañana del martes, es importante ingerir una comida justo antes de que comience la primera hora de ayuno y estar preparado con una comida nutritiva cuando termine el período de 24 horas el martes. Pilon recomienda encarecidamente una hidratación adecuada en los días de ayuno con líquidos claros y sin calorías.

Este método de pérdida de peso se centra en utilizar el estado cetogénico del cuerpo para quemar grasa después de las primeras 12 horas de ayuno. Lamentablemente, cada persona alcanza este estado tras periodos diferentes y, por lo tanto, no se puede confiar plenamente en alcanzar la cetosis durante 24 horas. Además, puede haber algunos riesgos mayores al ayunar durante 24 horas completas en comparación con otros métodos de AI. Algunos de estos riesgos incluyen síntomas de bajo nivel de azúcar en sangre y algunos cambios hormonales. Y, mientras que algunos cambios hormonales pueden ser para mejor (posiblemente aumentar la infertilidad), otros pueden ser muy perjudiciales. Otros riesgos son el impulso a darse un atracón de comida cuando expira el periodo de ayuno de 24 horas y algunos efectos psicológicos negativos, como la pérdida de libido y la irritabilidad. Como siempre, es importante consultar a un médico antes de empezar una nueva dieta, incluido este método.

Ayuno en días alternos

Este método es muy similar al 5/2, excepto en que los días de ayuno son en días alternos. Para algunas personas puede ser más fácil de seguir que la dieta *"Eat Stop Eat"* porque permite el consumo de 500 calorías en los días de ayuno. Sin embargo, sigue siendo bastante restrictiva, ya que requiere uno o dos días de ayuno a la semana más que el método 5/2.

Los estudios han investigado la eficacia del método de ayuno en días alternos en adultos con sobrepeso u obesidad. En conjunto, los participantes perdieron entre el 3% y el 8% de su grasa corporal en un plazo de 2 a 12 semanas. El éxito de esta dieta fue equiparable al de las dietas tradicionales de restricción calórica, al tiempo que permitía comer normalmente en días alternos.

Las investigaciones científicas han demostrado que este método es comparable a la mayoría de las dietas de restricción calórica y que, además, presenta algunas de las ventajas añadidas de otros métodos de AI ya mencionados. Algunos de los resultados se obtuvieron en estudios de entre 8 y 52 semanas en los que se clasificó inicialmente a los individuos como obesos o con sobrepeso, e incluían los siguientes beneficios:

- Reducción del perímetro de la cintura de 5 a 7 cm.
- Reducción de la presión arterial.
- Reducción del colesterol LDL (malo) en un 20-25%, con un aumento del tamaño de las partículas grandes y una disminución de las partículas LDL pequeñas, que son más peligrosas.
- Disminución del 30% de los triglicéridos.

Es importante tener en cuenta que el ayuno en días alternos es un cambio drástico de la alimentación normal para la mayoría de nosotros y solo debe intentarse después de una preparación minuciosa y una información completa a un médico. Si en algún momento aparecen síntomas molestos, debes interrumpir el ayuno inmediatamente y consultar a tu médico sobre la mejor manera de seguir adelante con tus objetivos de pérdida de peso

EL VIAJE DE KOOROSH

"Al principio, probé el método 12/12 y descubrí que era demasiado sencillo y que no me daba los resultados que buscaba. Admito que me adelanté un poco y decidí probar el método de ayuno en días alternos. Aunque pude superarlo, descubrí que no me animaba a cambiar todo mi estilo de vida para adaptarme a ese método de AI. Finalmente, cambié al método 16/8 y me alegré de lo rápido que pude alcanzar mi objetivo de pérdida de peso. Me sentía tan bien con este programa que me dediqué a incorporarlo a mi vida de forma permanente".

— KOOROSH, 61 AÑOS (AUTOR DE ESTE LIBRO)

COSAS PARA RECORDAR

- Todas las opciones de AI descritas incluyen una ventana de alimentación y una ventana de ayuno. ¡Elige el plan que mejor se adapte a ti!
- No te lances a ningún plan de AI sin consultarlo antes con tu médico.
- Planifica un día para empezar tu programa y establece recordatorios para tus periodos de comida y ayuno.
- Durante los periodos de ayuno, bebe mucho líquido. Recuerda que puedes beber líquidos claros durante los periodos de ayuno de cualquier método de AI
- Márcate objetivos y sigue el método de AI que mejor se adapte a tus objetivos y a tu estilo de vida.

Ahora que ya hemos hablado de las distintas formas de seguir el régimen de AI, es el momento de hablar de cómo empezar. Al empezar una nueva dieta o un nuevo estilo de vida, es importante fijarse unos objetivos para tener más posibilidades de éxito. En el próximo capítulo, hablaremos de todas las cosas que hay que tener en cuenta para empezar con buen pie el viaje hacia la pérdida de peso.

5

CONSEJOS PARA EMPEZAR

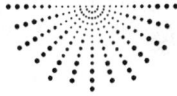

L a idea del ayuno puede intimidar. A nadie le gusta pasar hambre. Por suerte, existen algunos consejos y trucos que te facilitarán el camino hacia el AI. Con la mentalidad adecuada para prepararse para el éxito, el AI puede ser un proceso emocionante y transformador. Este capítulo se centra en cómo prepararse para vivir la mejor experiencia posible de AI.

APROVECHAR TUS HORAS DE SUEÑO

Pasar 10 o más horas sin comer puede parecer imposible. Y es cierto que si todas las horas de ayuno fueran también horas de vigilia, el AI podría parecer una tortura. Sin embargo, ¡las horas de sueño también cuentan para el ayuno! Todos ayunamos cuando dormimos, así que añadir un poco de tiempo por la noche y por la mañana ayuda a pasar las horas de ayuno sin esfuerzo.

PLANIFICAR CON ANTELACIÓN

Una vez que hayas decidido el método de AI con el que vas a empezar, es importante que elabores un plan con el que sepas que puedes comprometerte. Determina tu periodo de ayuno y aprovecha tus horas de sueño tanto como sea posible. Haz un esfuerzo por planificar las comidas para que puedas consumir alimentos que sacien tu apetito durante el período de ayuno. Al planificar el número de comidas y en qué consisten a lo largo del día, puedes eliminar los aperitivos sin sentido y reducir el número de azúcares refinados y carbohidratos simples que se consumen. Es demasiado fácil ir al autoservicio cuando tenemos prisa y necesitamos algo rápido para comer. En lugar de eso, prepara algo que sea sano y que te satisfaga tanto como la comida rápida.

Ten en cuenta que si ingieres más calorías de las que consumirías normal-mente durante el periodo de alimentación, puedes aumentar de peso mientras sigues el AI. Por ejemplo, si ayunas 16 horas y te saltas el desayuno por la mañana, no agregues una comida extra por la tarde para "compen-sarlo". La idea es que, al ayunar, se consumirán menos calorías y, en última instancia, se perderá peso. Asegúrate de no sabotear tus esfuerzos añadiendo bocadillos o comidas extra que normalmente comerías a esa hora del día.

Aquí tienes un ejemplo de plan de alimentación, ayuno, hidratación y sueño que le funciona a Lacey Baier, quien lleva mucho tiempo ayunando de forma intermitente.

6:45 am - 9 am: 1,4-2,8 litros de agua u otro líquido sin calorías y ejer-cicio en el gimnasio.

10 am - 11:30 am: 1-2 tazas de café negro y más agua.

11:30 am: Combinación de desayuno y almuerzo con una comida consistente en un pan tostado con mantequilla, un wrap de desayuno y una porción de frutos del bosque.

3 pm: Una gran merienda consistente en tortitas proteicas y un batido de proteínas.

4 pm: Una pequeña cena compuesta por otro wrap. Palta, pavo y hummus es una de sus combinaciones favoritas y saludables.

Este plan puede parecer un poco extremo para cualquiera que esté acostumbrado a cenar más tarde por la noche o que tenga el hábito de picotear después de cenar. No está pensado para todo el mundo. Sin embargo, da una idea de lo que puede ser una dieta adecuada. Más adelante, en este libro, trataremos las recetas que puedes utilizar para crear un plan de comidas que se adapte mejor a tu método personalizado de AI.

NO TE ESTRESES: ESCUCHA A TU CUERPO

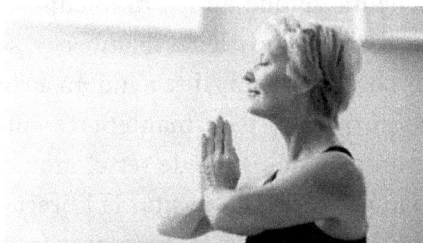

Comenzar un plan de alimentación saludable demasiado agresivo sin tomárselo con calma puede tener efectos contraproducentes e incluso perjudiciales. Es importante que escuches a tu cuerpo en busca de señales que te indiquen que ha llegado el momento de dar un paso atrás y empezar un plan de AI con más calma. Ayunar durante demasiado tiempo o durante demasiados días a la semana puede alterar las hormonas del cuerpo y perjudicar tus esfuerzos por perder peso. Puede ralentizar el metabolismo lo suficiente como para que la pérdida de peso se ralentice o incluso se detenga durante la dieta. También puede producir irritabilidad hacia nuestros seres queridos. Y, en el caso de las mujeres, puede alterar las hormonas de forma peligrosa para la salud. Durante el AI no debería haber pérdida de energía. Si la hubiera, la mejor opción sería dejar de lado el AI. Siempre puedes volver a intentarlo con un enfoque más suave una vez que tu sistema se haya recuperado.

MANTENTE OCUPADO

Otro consejo de los profesionales del AI es mantener una agenda apretada. Las distracciones hacen maravillas para pasar el tiempo durante las horas de ayuno cuando estamos despiertos. Intenta seguir una rutina de ejercicios, hacer algunas tareas domésticas o planear una salida con amigos o familiares. No te pongas en una situación en la que te resulte más tentador romper el ayuno antes de lo previsto.

Puede que te des cuenta de que en los momentos del día en los que sueles picotear, en realidad no tienes hambre y solo lo hacías por aburrimiento o por costumbre. El AI te ayudará a romper esas asociaciones alimentarias si trabajas para mantenerte entretenido de otras maneras. Empezar un plan de AI puede ser el momento perfecto para dedicarse a un nuevo pasatiempo o visitar la librería local en busca de un nuevo libro para leer. Cuando te estés preparando para empezar con el AI, escribe una lista de las cosas que te gusta hacer y empieza a dar pasos para convertirlas en una prioridad. De este modo, no solo tendrás más éxito en tu viaje por el AI, sino que también lo disfrutarás.

CONTROLA TU PROGRESO

Hacer un seguimiento de tus progresos puede ayudarte a seguir con tu plan de AI, a crear nuevos hábitos y a mostrar los progresos que has hecho. Empieza con unos datos básicos de peso y cintura. A continuación, traza un plan de comidas y marca los intervalos de comida y ayuno de cada día. Ten en cuenta que puedes tardar entre 6 y 10 semanas en ver los progresos. La pérdida media de peso es de 400 a 600 gramos por semana, pero el cuerpo de cada persona es diferente. Si ves que pierdes un kilo por semana, puede que estés reduciendo demasiadas calorías. El AI es un cambio dietético a largo plazo y es muy sostenible una vez que encuentras un horario que funcione para tu estilo de vida. Hacer un seguimiento de tu progreso diario puede ayudarte a hacer ajustes al principio que te ayuden a seguir con el programa a largo plazo.

Si eres una persona más sensible, escribe en un diario para anotar cómo te sientes durante el día, lo bien que has dormido por la noche y qué comidas has consumido a qué horas del día. Si te gusta la tecnología y disfrutas con la funcionalidad moderna de las aplicaciones, echa un vistazo a algunas de estas opciones para el seguimiento del AI:

Window - Esta aplicación se recomienda para "novatos" ayunadores intermitentes. Es fácil de usar y realiza un seguimiento de todos los aspectos importantes de cualquier método de AI. Viene equipada con notificaciones de las ventanas para comer y dormir, así como gráficos visuales para que puedas ver de un vistazo lo bien que te está funcionando la dieta.

Fenometer - *Fenometer* se ha diseñado específicamente para las mujeres que utilizan el AI como herramienta para perder peso. Hay opciones de recordatorios que pueden ayudar a alcanzar los objetivos de pérdida de peso, y hay consejos guiados incluidos en la aplicación.

Fastic - *Fastic* es una aplicación dos en uno que incorpora las funciones de otras aplicaciones de AI, pero también tiene beneficios añadidos para realizar un seguimiento de las comidas para una mejor alimentación. ¡Incluso incluye recetas!

Zero - Esta es una aplicación de AI personalizable que funciona independientemente del método que elijas. Hay plantillas de ventanas de ayuno incluidas, pero también tienes la opción de crear las tuyas propias. Otra ventaja de esta aplicación es que se conecta fácilmente con un Fitbit o un anillo Oura.

Fastient - El rasgo más singular de *Fastient* por encima de otras aplicaciones de AI es que te permite tomar notas a lo largo de tu ayuno. Hay opciones de entrada de datos que se convierten en gráficos para una fácil interpretación visual del progreso. La versión actualizada también permite subir fotos para que puedas comparar y ver el progreso por ti mismo.

BodyFast - Esta aplicación incluye asesoramiento y planificación de comidas en función de varios factores introducidos por el usuario. Aunque ofrece más apoyo para el AI que la mayoría de las aplicaciones, también puede ser un poco engañosa, ya que no contiene consejos de profesionales médicos.

Vora - Se trata de una aplicación de AI estándar que incorpora una comunidad de apoyo. Tener un grupo de personas que están pasando por algo similar y están dispuestos a asociarse puede ser un bono para aquellos que necesitan una capa de rendición de cuentas por sus esfuerzos.

DoFasting - *DoFasting* tiene una gran cantidad de ventajas, desde más de 5.000 recetas hasta entrenamientos, artículos educativos y una plataforma para crear tu plan de comidas. También viene con las opciones estándar de seguimiento y recordatorio que la mayoría de las otras aplicaciones de AI disponen.

FastHabit - Esta aplicación te permite cambiar tu programa de ayuno en un abrir y cerrar de ojos. Si no has probado el AI antes y no estás completamente seguro de qué método funcionará mejor para ti, esta podría ser una buena aplicación para empezar.

LIFE Intermittent Fast Tracker - Combina muchos de los mismos beneficios de otras aplicaciones, pero también incorpora la adición de comer una dieta keto. La aplicación te puede decir cuándo tu cuerpo puede estar entrando en cetosis y ofrece una comunidad de apoyo con otras personas que utilizan la aplicación en el mismo viaje.

Ate Food Diary - La principal función de esta aplicación es la de un diario visual de comidas. Echar la vista atrás a las comidas que has hecho puede ayudarte a asociar qué alimentos te hacen sentir mejor. También es capaz de publicar las elecciones alimentarias en redes sociales.

Simple: Intermittent Fasting - Esta aplicación presume de tenerlo todo. Se conecta a tu iPhone y puede registrar todos los datos habituales, así como tus patrones de sueño y la ingesta de agua. También contiene consejos y sugerencias de expertos para facilitar el AI.

Fast Tracker: Si eres nuevo en el ayuno, este parece ser uno de los rastreadores de ayuno más fáciles de usar. Solo tienes que decirle a la aplicación cuándo empiezas y dejas de comer, y ella hará el seguimiento de tus ayunos por ti, notificándote cuándo debes empezar y terminar el ayuno según tu horario.

CUANDO HACER EJERCICIO

Los estudios demuestran que obtenemos los máximos beneficios de un entrenamiento que coincida con nuestro ritmo circadiano natural. Hacer ejercicio por la mañana cuando nos despertamos, o lo más cerca posible, favorece una mejor calidad del sueño y maximiza los beneficios de los cambios hormonales mejorados. Digerir los alimentos justo después de un entrenamiento puede distraer al metabolismo de dar prioridad a la quema de grasa durante el día. Realizar intervalos cortos de entrenamiento de alta intensidad puede aumentar los niveles de testosterona, incrementar la función cerebral, mejorar la composición corporal y potenciar los niveles de la hormona del crecimiento humano. Todos estos cambios hormonales pueden reducir la depresión. Por lo tanto, lo ideal es beber agua y hacer ejercicio por la mañana un par de horas antes de que comiences a comer para obtener los mayores beneficios mientras sigues el AI.

Aunque se recomienda hacer ejercicio por la mañana, puede que tu estilo de vida no te lo permita, ¡y no pasa nada! Elige cuándo entrenar en función de lo que te vaya mejor. Si solo puedes entrenar un par de días a la semana o solo por las tardes, es mejor que no hacer nada. Aun así, es importante tener en cuenta que la primera comida después de un entrenamiento debe realizarse con cierta precaución.

¿Cuál es el tipo de comida adecuado después de entrenar? Según el Dr. Nike Sonpal, es importante ingerir proteínas después de levantar cargas pesadas para favorecer la regeneración muscular. Además, el entrenamiento de fuerza debe ir seguido de carbohidratos y unos 20 gramos de proteínas aproximadamente media hora después de entrenar. Sin embargo, ni siquiera los expertos serán capaces de leer lo que tu cuerpo necesita como puedes hacerlo tú. Utilizar una aplicación o un diario, anotar cómo te sientes cuando entrenas en combinación con los horarios y la composición de las comidas probablemente te dará la mejor idea de lo que tu cuerpo necesita hacer y consumir

EL VIAJE DE KATHLEEN

"Antes de decidirme a empezar con el AI, tenía un programa de ejercicios bastante fijo que, en mi opinión, me funcionaba bien. Sin embargo, cuando empecé con el método 16/8, me di cuenta de que algo tenía que cambiar. No estaba dispuesta a dejar de hacer el AI, así que tuve que ajustar mi programa de ejercicios. En el pasado, me resultaba difícil hacer ejercicio a primera hora de la mañana. Pero como el AI me daba más energía después de dormir bien por la noche, hacer ejercicio por la mañana ya no me resultaba tan difícil. Además, me di cuenta de que si hacía ejercicio a primera hora del día, era capaz de mantener esa energía hasta que me iba a la cama por la noche. Y sorprendentemente, después de una noche de ayuno, no me sentía agotada en mis entrenamientos como pensé que lo haría. El nuevo horario me ayudó a pasar las horas de ayuno por la mañana y fue más fácil de lo que pensaba".

— KATHLEEN, 58 AÑOS

COSAS PARA RECORDAR

- Aprovecha tus horas de sueño para optimizar el ayuno.
- Planificar las comidas y los bocadillos con antelación para reducir el exceso de comida y el picoteo sin sentido.
- No te estreses... escucha a tu cuerpo haciendo un seguimiento de tus horarios diarios de comida y sueño, así como de tus comidas y de cómo te has sentido ese día.
- Mantén una agenda ocupada para distraerte del tic-tac del reloj durante el periodo de ayuno.
- Sigue tus progresos para mantenerte motivado y comprometido en tu viaje de AI.
- Haz ejercicio por la mañana si puedes.

Aunque lo que comes no es tan crucial para tu éxito con el AI como cuándo comes, hay ciertos alimentos que puedes comer para maximizar tus resultados. En el siguiente capítulo veremos por qué y cómo importa lo que comes. Hablaremos de ciertos alimentos poderosos que podrás incorporar a tu dieta y que son deliciosos. Continúa leyendo para ver cómo lo que comes puede ser increíblemente satisfactorio y ayudarte a perder peso.

6

YSOMOS LO QUE COMEMOS, ASÍ QUE ELIGE UNA ALIMENTACIÓN LIMPIA

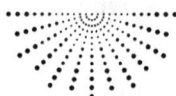

Es cierto que el AI se centra en cuándo se come frente a qué se come como mecanismo principal para perder peso. Sin embargo, como han demostrado los estudios, la eficacia del AI puede aumentar si se sigue una dieta más limpia. Elegir alimentos que estimulen tu metabolismo te acercará más rápidamente a tu objetivo de pérdida de peso y te ayudará a sentirte mejor durante el proceso.

Mantenerse hidratado - Mientras se practica el AI, se reducen las calorías que se habrían consumido durante las horas de ayuno y también el agua que contenían esos alimentos. Teniendo en cuenta que obtenemos el 20-30% del agua de los alimentos que comemos, es especialmente importante beber más agua durante el ayuno. La hidratación adecuada del cuerpo es lo que permite que las células funcionen como deben. Algunos signos de que puedes estar deshidratado son boca seca, fatiga, hinchazón, digestión lenta y sed. Estos son algunos consejos para mantenerse hidratado:

- **Lo primero que debes hacer por la mañana es beber 1-2 vasos de agua.** Esto aumenta tus niveles de energía y acelera tu metabolismo. Si te despiertas con frecuencia por la noche para orinar o sufres acidez estomacal, evita beber agua poco antes de acostarte.

- **Presta atención a las señales de tu cuerpo.** Presta atención a si tu cuerpo tiene hambre o sed. A veces comemos demasiado porque confundimos el hambre con la sed. Examina también el color de tu orina. Algunas personas controlan el color de su orina a lo largo del día para asegurarse de que es clara o pálida. La orina oscura o amarilla puede ser un signo de deshidratación.

- **Cada comida debe ir precedida de un vaso de agua.** Te mantendrás hidratado, tendrás una mejor digestión de los alimentos y experimentarás la sensación de saciedad más rápidamente.

- **Aprovecha las alarmas o notificaciones.** En tus dispositivos inteligentes, configura alarmas o notificaciones que te sirvan de recordatorio a lo largo del día para beber agua. Configura tu gadget Alexa o Google para que te lo recuerde y te proporcione ánimos verbales y edificantes como impulso mental.

- **Reemplaza las bebidas azucaradas por agua con o sin gas.** Aumentarás tu consumo de agua además de reducir la cantidad de azúcar innecesaria que consumes.

- **Gasta dinero en una botella de agua moderna o divertida.** Una botella de agua decente puede servir de estímulo visual para hidratarse con más frecuencia a lo largo del día. Algunas botellas llevan escritas palabras de inspiración en el lateral cuando baja el nivel de agua, o tienen medidas marcadas para controlar el consumo.

Café - Aunque el agua es el líquido ideal para mantenerse hidratado, también se pueden tomar otros líquidos durante el ayuno. El café puede ayudar a suprimir el apetito, aumentar la quema de grasa y ayudar a reducir la insulina. Esto es lo que hace del café un líquido perfecto para beber en ayunas. Sin embargo, ¡ten cuidado! Las bebidas de café llenas de azúcar y leche o nata supondrán una dura interrupción del ayuno y acumularán las calorías rápidamente. ¡Un café con leche de vainilla de 500 ml contiene 510 calorías! El café solo contiene menos de cinco calorías y no romperá tu ayuno. Evita añadir cosas extra como leche y azúcar porque su contenido calórico interrumpirá tu cetosis. Algunas personas toman una taza de café a prueba de balas por la mañana para poder aguantar hasta la hora de comer. Sin embargo, el café a prueba de balas suele contener ingredientes ricos en calorías, como mantequilla de pasto sin sal o ghee, aceite de coco y, a veces, edulcorantes, y se considera un sustituto del desayuno porque está repleto de calorías (alrededor de 250 a 500 calorías por taza). En otras palabras, estarás rompiendo el ayuno al tomar café a prueba de balas. Si no quieres romper el ayuno, toma café solo. Otros líquidos que pueden consumirse durante el ayuno son las infusiones, el vinagre de manzana y las grasas puras.

Infusiones - Tienen propiedades antioxidantes que pueden potenciar los procesos de ayuno en el organismo. Es habitual tomar té verde o negro, pero eso no es todo. Aquí tienes otros tipos de té que puedes tener en cuenta:

- Té dietético Immortalitea: Té de ayuno para perder peso - Este té de ayuno combina 11 hierbas para estimular el metabolismo y ayudar a controlar el hambre. Es una mezcla saludable y refrescante de ginseng, jengibre, raíz de ñame chino, dátiles rojos, poria, rehmannia, regaliz, atractylodes, peonía, fruta cornejo y alisma. En una taza de este té se puede saborear toda la variedad de sabores.
- Té Yogi: Green Tea Blueberry Slim Life - El té Yogi *"Green Tea Blueberry Slim Life"* es una mezcla de té verde, hibisco brillante y arándano dulce. Tiene un sabor muy natural pero sabroso al mismo tiempo. Una gran opción para alguien que busca un poco de impulso de energía, ya que tiene cafeína del té verde. Además, la mezcla de otros ingredientes como los arándanos y el hibisco le da un toque saludable.

- Gaia Herbs: Limpieza & Detox. Té Herbal- El té de Gaia Herbs es ideal si buscas desintoxicarte y perder peso. Es una mezcla versátil de hierbas como rooibos, hinojo, aloe vera, entre otras. Una buena adición son los aceites esenciales de limón y menta. Además, los ingredientes son ecológicos y no contienen cafeína. Por lo tanto, se puede disfrutar de este té por la noche sin preocuparse de que perturbe tu sueño.

Preparación del té: Cuando se utiliza té de hoja suelta, puede ser difícil reconocer la proporción de té y agua que se debe utilizar. Para simplificarlo, debes utilizar entre 1 y 2 cucharaditas de té de hoja suelta de primera calidad por cada 170-236 ml de agua. Esto significa que, si tu tetera o hervidor tiene capacidad para 700 ml de agua, deberás utilizar unas 5 cucharaditas de té de hoja suelta.

Método de preparación: Una vez que hayas medido la cantidad de té que vas a preparar, tienes que decidir cómo vas a prepararlo. Un método sencillo para un solo uso es utilizar filtros de té. Solo tienes que verter el té en el filtro, colocarlo en tu taza o vaso y añadir agua caliente. Otra forma fácil (y divertida) de preparar la infusión es utilizar un infusor de té. Un infusor de té es un filtro reutilizable, respetuoso con el medio ambiente e ideal para uso doméstico. Hay infusores de té de todas las formas y tamaños, desde diseños metálicos súper sencillos hasta infusores con forma de manatí. Todo lo que tienes que hacer es vaciar la cantidad deseada de hojas sueltas en el infusor, colocarlo en tu taza o vaso y añadir agua caliente. Si vas a preparar un lote de té más grande que una sola ración, puedes seguir utilizando bolsitas de té e infusores para preparar el té de hojas sueltas. Sin embargo, otra gran idea es utilizar una prensa francesa. Si ya tienes una en casa, no necesitarás filtros ni infusores y podrás preparar una gran cantidad de deliciosas infusiones.

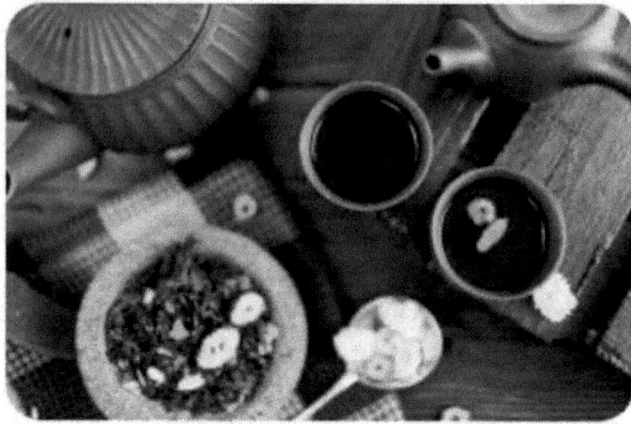

El siguiente paso para preparar la infusión perfecta es determinar el tiempo de infusión. Este paso es fundamental para obtener una infusión de gran sabor. ¿Por qué? Porque si dejas reposar el té demasiado tiempo, puede resultar amargo, mientras que si no lo dejas reposar el tiempo suficiente, el té carecerá de sabor. Para obtener un sabor ideal, el té de hierbas debe dejarse reposar de 4 a 6 minutos a una temperatura de 100 grados Celsius (o 212 grados Fahrenheit). Transcurridos unos 5 minutos, el té estará listo y podrás retirar el filtro o el infusor para disfrutar de tu taza de té.

El vinagre de sidra de manzana ayuda a reducir el azúcar en sangre, disminuye el colesterol y puede mejorar la pérdida de peso mientras se practica el AI, además de ayudar a los diabéticos a controlar sus niveles de azúcar en sangre. Según algunas investigaciones, beber vinagre después de una comida rica en carbohidratos puede aumentar la sensibilidad a la insulina hasta un 34% y reducir considerablemente el azúcar en sangre. Una dosis típica es de 1-2 cucharadas (15-30 ml) mezcladas con un vaso de agua y tomadas antes o después de las comidas.

Además de tomarlo con agua, también puedes crear un aliño para ensaladas con él. Simplemente, agrega una o dos cucharadas a tu ensalada o combínalo con limón, aceite de oliva o cualquier otro ingrediente que prefieras.

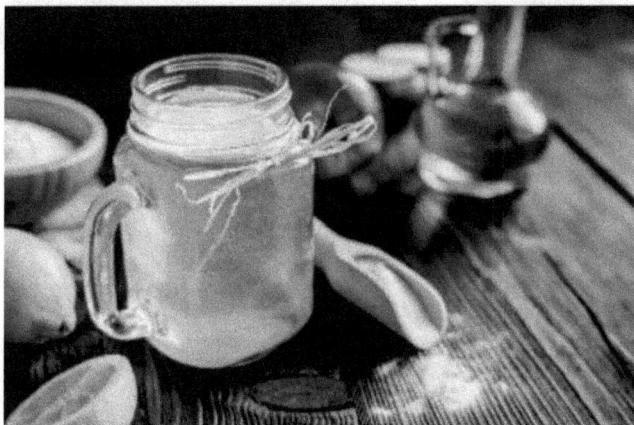

Hay situaciones en las que se aconseja el uso de vinagre de sidra de manzana para bajar de peso. Esto es para que puedas sentirte satisfecho. Si tus objetivos son perder peso y reducir la grasa abdominal, varios estudios a corto plazo han sugerido que beber vinagre de sidra de manzana puede ayudarte a ingerir menos calorías. Sin embargo, a menos que la persona también realice otros ajustes en su dieta y estilo de vida, sus beneficios a largo plazo para la pérdida de peso son inciertos y probablemente no serán significativos.

Otros líquidos perfectamente aceptables durante el ayuno son el agua con gas, el agua con limón y el caldo claro. Lo más importante que hay que recordar es que los líquidos deben ser lo menos calóricos y azucarados posible.

PALTA O AGUACATE

Todo el mundo sabe que la palta o aguacate es un superalimento, pero es especialmente poderosa cuando se combinan con el AI. Están tan repletas de fibra, que te ayudan a sentirte saciado durante más tiempo y a eliminar los desechos del organismo. Además, contienen casi 20 vitaminas y minerales y muchas grasas monoinsaturadas (de las buenas). Sus aceites ayudan a reducir el dolor de la artritis y la osteoporosis al disminuir la inflamación del organismo.

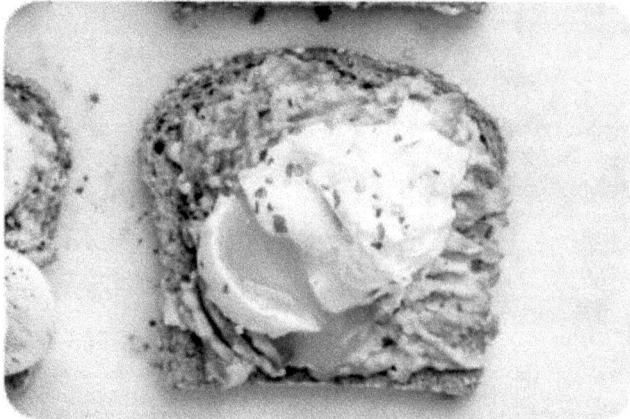

Aquí tienes una sencilla receta de tostadas con palta y un huevo adentro: Haz un agujero de 5 cm en un trozo de pan ligeramente tostado. En una sartén pequeña antiadherente para horno, calienta 1 cucharada de aceite a fuego medio. Añade el pan y rompe 1 huevo en el agujero. 2 minutos deberían ser suficientes para cocinar el huevo hasta que la parte inferior empiece a cuajar. Cuando la clara esté cuajada, pero la yema aún esté líquida, pásalo al horno y hornéalo de 4 a 5 minutos a 190 grados Celsius. Alrededor del huevo, sobre la tostada, esparce 1/2 palta machacada y sazonada con salsa picante, sal y pimienta. Añade cilantro y cebollino picados por encima.

Las paltas aportan una plétora de otros beneficios, como proteger los ojos del daño de la luz ultravioleta, disminuir la inflamación del corazón, reducir la presión arterial e incluso reducir la depresión gracias a sus altos niveles de folato. Solo hay que tener en cuenta que contienen muchas calorías, por lo que la ración debe limitarse a la mitad de una palta mediana. La composición única de este superalimento puede ayudar a suprimir el hambre y evitar los picos de azúcar en la sangre sin tener que consumir hidratos de carbono ni limitar la ingesta de calorías.

PESCADO Y MARISCO

Investigadores, médicos y científicos coinciden en que el pescado es un superalimento rico en nutrientes que todos deberíamos incorporar a nuestra dieta por varias razones. Está repleto de ácidos grasos omega-3 y contiene muchos otros nutrientes, como magnesio, potasio, hierro, zinc, calcio y fósforo. Además de todas estas maravillosas vitaminas y minerales, el pescado también es rico en proteínas. Esto hace que el pescado sea una opción perfecta de proteína animal durante una ventana de alimentación mientras se practica un método de AI para perder peso.

Además de ayudar en la pérdida de peso y en lo esencial de la dieta, el pescado contribuye a tener un cuerpo y un estilo de vida más sanos. Puede reducir el riesgo de infarto de miocardio e ictus. Potencia la funcionalidad del cerebro y puede ayudar a prevenir y tratar la depresión. Aporta un suplemento de vitamina D para las personas que no pueden obtener suficiente del sol. Comer pescado con regularidad puede reducir el riesgo de enfermedades autoinmunes como la diabetes de tipo 1. Tiene un efecto protector sobre nuestra visión durante los últimos años de vida. Y comer mucho pescado puede mejorar la calidad del sueño.

VEGETALES CRUCÍFEROS

Los vegetales crucíferos son un grupo de verduras verdes compuestas por brócoli, col, col rizada, bok choy, rúcula, coles de Bruselas, berzas, berros, rábanos y coliflor. Todos son miembros de la familia de la mostaza y tienen una composición muy similar de nutrientes y aportes beneficiosos para el organismo. Son ricas en vitaminas A y C así como en minerales como el folato y la vitamina K. También contienen fitonutrientes que pueden ayudar a reducir la inflamación. Son ricos en fibra, por lo que ayudan a sentirse saciado sin comer en exceso.

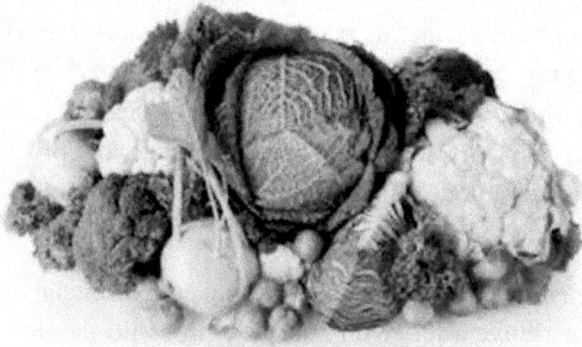

Diversos estudios han demostrado que las dietas ricas en vegetales crucíferos pueden reducir el riesgo de padecer ciertos tipos de cáncer, como el de mama, vejiga, pulmón, próstata, páncreas y colon. Parece ser que estas verduras contienen enzimas que protegen el ADN de posibles daños. También tienen algunas propiedades antioxidantes que contrarrestan las nitrosaminas y los hidrocarburos aromáticos policíclicos causantes del cáncer (normalmente resultado de las carnes carbonizadas o curadas).

PAPAS (TIENEN MALA FAMA)

Las papas son sorprendentemente sanas cuando se preparan de la forma "correcta". La mayoría de nosotros pensamos que son malas porque contienen hidratos de carbono y los restaurantes de comida rápida suelen prepararlas fritas en aceite. En ese caso, es comprensible que tendamos a evitarlas. Sin embargo, contienen mucha fibra (concretamente, fibra resistente) que provoca menos gases e hinchazón que otras verduras. La fibra que contienen actúa como prebiótico para una salud intestinal y una digestión de los alimentos óptimas. Esto reduce el estreñimiento y el síndrome del intestino irritable. También son muy ricas en antioxidantes y combaten los radicales libres que pueden dañar las células y provocar cáncer. Además de fibra y prebióticos, contienen vitamina C y B6, potasio, manganeso, magnesio, fósforo, niacina y folato.

Un estudio demostró que eran el alimento común más saciante entre 38 alimentos diferentes. Su capacidad para saciarnos se debe a su alto contenido en fibra y a una proteína llamada inhibidor 2 de la proteinasa de la papa, que ayuda a liberar hormonas que nos hacen sentir llenos. Otro beneficio es que no contienen gluten. Reducen la inflamación del colon y mejoran nuestra salud digestiva. Además, las papas pueden reducir la resistencia del organismo a la insulina y mejorar así el control de los niveles de azúcar en sangre.

FRIJOLES, LA LEGUMBRE MÁGICA

Los frijoles son una excelente fuente de proteínas y fibra. Contienen aminoácidos que contribuyen a la composición de proteínas. Contienen fibra soluble e insoluble que ayuda a varios sistemas corporales. Ambas ayudan a controlar el apetito induciendo una sensación de saciedad. La fibra soluble reduce el colesterol al convertirse en un gel en el estómago que absorbe el colesterol LDL (malo). Esto se traduce en un menor riesgo de cardiopatías y accidentes cerebrovasculares. La fibra insoluble ayuda a alimentar las bacterias buenas del intestino, lo que contribuye al buen funcionamiento del aparato digestivo, ayuda al sistema inmunitario, maximiza la absorción de nutrientes y favorece la pérdida de peso.

Los frijoles son ricos en folato y contienen gran cantidad de antioxidantes y agentes antiinflamatorios que reducen el riesgo de cáncer. Ayudan a reducir el colesterol y el riesgo de enfermedades coronarias. Añadir frijoles a la dieta también puede contribuir a estabilizar la glucosa en sangre y ayudar a prevenir la diabetes y el hígado graso.

HUEVOS

Los huevos son una fuente de nutrientes compuesta por proteínas, ácido fólico, yodo, carotenos, colina, betaína y vitaminas A, B12 y D. El contenido proteico de los huevos consta de los nueve aminoácidos esenciales necesarios para una proteína completa. Los huevos contienen una gran cantidad de proteínas sin aportar muchas calorías, lo que los convierte en un excelente alimento dietético. Contribuyen eficazmente al control del peso porque las proteínas son más saciantes que las grasas y los hidratos de carbono. La betaína y la colina contribuyen a la salud del corazón y reducen el riesgo de infarto y enfermedades cardiacas. La colina es especialmente valiosa porque es necesaria para que las membranas celulares del tejido cerebral permitan el correcto funcionamiento de las células y el desarrollo normal del cerebro. La vitamina A es clave para mantener una vista óptima. Los carotenos protegen nuestros ojos contra la degeneración macular y las cataratas.

Durante algún tiempo existió la idea errónea de que los huevos no eran buenos para la salud por su alto contenido en colesterol. Sin embargo, ahora sabemos que se componen de partículas grandes de colesterol LDL frente a las peligrosas partículas pequeñas de LDL. En general, el aumento del tamaño de las partículas de colesterol LDL en la sangre reduce el riesgo de infarto de miocardio y accidente cerebrovascular.

Como ventaja añadida, ahora también se pueden comprar huevos enriquecidos con ácidos grasos omega-3. Las gallinas son alimentadas con un pienso especializado. Se alimenta a las gallinas con una dieta especializada que enriquece los huevos que ponen. El resultado es que los huevos son ricos en omega-3 y, cuando se consumen, ayudan a reducir los niveles de triglicéridos en sangre en un 16-18%.

GRANOS INTEGRALES

Puede resultar confuso saber qué constituye un "grano integral". Por muy difícil que intenten hacerlo los expertos en marketing, la respuesta es sencilla. Cada parte comestible del grano debe estar presente, deconstruida o intacta, para que algo se considere un grano integral. Algunos ejemplos son el maíz integral, la avena, las palomitas de maíz, el arroz integral, el centeno integral, la cebada integral, el arroz salvaje, el trigo sarraceno, el triticale, el bulgur (trigo partido), el mijo, la quinoa, el sorgo y la harina de trigo 100% integral. Entre los nutrientes que pueden encontrarse en los granos integrales figuran oligoelementos (hierro, zinc, magnesio y cobre), proteínas, fibra, manganeso, magnesio, vitaminas del grupo B, antioxidantes y compuestos vegetales como polifenoles, estanoles y esteroles (que ayudan a prevenir enfermedades).

Entre los beneficios de su consumo se incluyen el apoyo a las bacterias intestinales sanas, la optimización de la digestión y el fomento de los movimientos intestinales regulares. Se ha demostrado que el consumo de granos integrales reduce la probabilidad de desarrollar diabetes de tipo 2, obesidad, enfermedades cardiacas y algunos tipos de cáncer. Varios estudios han demostrado que cuanto mayor es su proporción en el total de hidratos de carbono de la dieta, menor es el riesgo de sufrir un infarto. En un estudio realizado durante 10 años con 1.424 adultos, los participantes con mayor consumo de granos integrales tenían hasta un 47% menos de riesgo de sufrir enfermedades cardiacas. En otro estudio, los que consumían más también tenían un 14% menos de riesgo de sufrir un ictus.

Además de los beneficios mencionados hasta ahora, los estudios sobre el consumo de granos integrales han demostrado que reducen el riesgo de cáncer colorrectal (uno de los tipos de cáncer más frecuentes). Los componentes anticancerígenos de los granos integrales que conocemos hasta ahora son la fibra y los prebióticos. Otros componentes son los ácidos fenólicos, los ácidos fíticos y las saponinas, que pueden ralentizar el desarrollo de cánceres.

FRUTOS ROJOS

Los frutos rojos también aportan una gran cantidad de supernutrientes gracias a sus propiedades antioxidantes y otros beneficios para la salud. Los arándanos, las moras y las frambuesas tienen el mayor nivel de antioxidantes que cualquier otra fruta, aparte de las granadas. Los radicales libres inestables son perjudiciales para las células y su daño puede provocar cáncer. Los antioxidantes estabilizan los radicales libres, protegiendo así nuestras células de dichos daños y del cáncer, así como de algunas enfermedades. Solo una taza de arándanos al día ha demostrado tener estos beneficios protectores.

El consumo de frutos rojos también es beneficioso para la salud, ya que reducen los niveles de insulina y mejoran la sensibilidad a la insulina, protegen el organismo contra la inflamación que contribuye a la diabetes, las enfermedades cardiacas y la obesidad, y mejoran el funcionamiento de las arterias y los vasos sanguíneos. También reducen los niveles de colesterol malo y mejoran los niveles de colágeno protector de la piel. Un estudio demostró incluso que quienes comían frutos rojos con regularidad podían prevenir el deterioro mental que se produce con la edad. Los sujetos que participaron en el estudio tenían mejor pensamiento, razonamiento y memoria.

Los frutos rojos también tienen un alto contenido en fibra, que ayuda a saciar el hambre, ralentiza el tracto digestivo y reduce el número de calorías consumidas de los alimentos (¡hasta 130 calorías!) a lo largo del día. Además de su alto contenido en fibra, también tienen un alto contenido en vitamina C (especialmente las frutillas) y muchas otras vitaminas y minerales, como manganeso, vitamina K1, cobre y ácido fólico. Todos estos beneficios están incluidos en una sola ración, de unos 100 gramos, ¡y solo contienen unas 45 calorías!

Todos estos beneficios son realmente increíbles, pero lo mejor de los frutos rojos es que ¡saben realmente bien! Son lo suficientemente dulces como para satisfacer a los más golosos, pero no afectan al azúcar en sangre como otros dulces. Se pueden añadir a ensaladas, batidos, yogures y una gran variedad de platos, o simplemente comerlos solos sin ninguna preparación. Incluso fuera de temporada, los frutos rojos congelados funcionan igual de bien y pueden descongelarse cuando sea necesario.

FRUTOS SECOS

Los frutos secos tienen varios beneficios asombrosos para la salud, entre ellos la capacidad de ayudarnos a perder peso. Un amplio estudio demostró que las personas que comían frutos secos perdían una media de 5 cm de cintura frente a otros participantes a los que se les había asignado aceite de oliva. Otro estudio demostró que las personas que comían almendras perdían tres veces más peso que las que no lo hacían. Las investigaciones demuestran que, aunque los frutos secos tienen un alto contenido calórico, el organismo no absorbe todas las calorías, lo que contribuye a una sensación de saciedad sin el impacto calórico total. También ayudan a reducir el colesterol malo, aumentar el colesterol bueno, reducir los triglicéridos, así como contribuir a mantener bajos los niveles de azúcar en la sangre, lo que resulta en la protección contra la diabetes tipo 2 y el síndrome metabólico. También reducen la inflamación y favorecen un envejecimiento saludable. Las nueces de Brasil, las nueces de nogal y las almendras tienen propiedades especialmente protectoras y son terapéuticas para quienes padecen afecciones graves como diabetes y enfermedades renales. Estas aportaciones que los frutos secos hacen a nuestro organismo han demostrado ser excepcionalmente beneficiosas para el tejido cardiaco. Reducen el riesgo de infarto e ictus.

Además de ser deliciosas y fáciles de llevar para un rápido picoteo, las nueces contienen toneladas de nutrientes y beneficios para la salud. Contienen proteínas, grasas monoinsaturadas (las buenas), fibra, vitamina E, magnesio, fósforo, manganeso y selenio. También tienen toneladas de antioxidantes. Los frutos secos que contienen los maravillosos beneficios mencionados son las almendras, los pistachos, las nueces, los anacardos, las pacanas, las nueces de macadamia, las nueces de Brasil, las avellanas y el maní (aunque técnicamente se trata de una legumbre con propiedades "parecidas a las nueces").

EL VIAJE DE GEORGE

"Nunca fui muy disciplinado con la ingesta de agua. Sabía que era un problema, por lo que con el AI me esfuerzo más por beber mucho H2O. Así que incorporé algunas técnicas que me ayudan a recordar la ingesta adecuada cada día. En primer lugar, me descargué una aplicación de AI para hacer un seguimiento y programar recordatorios para beber agua a lo largo del día. También me compré una nueva botella fácil de llevar a todas partes. Cada vez que se vacía, intento llenarla. En conjunto, ha supuesto una gran diferencia en la cantidad de agua que bebo a diario y en el éxito que he tenido con el AI".

— GEORGE, 72 AÑOS

COSAS PARA RECORDAR

- Comer superalimentos durante el AI puede aumentar la pérdida de peso.
- Preparar alimentos saludables para consumirlos durante la ventana de alimentación puede ayudarte a sentirte bien durante todo el día.

- Además de la pérdida de peso, la inclusión de estos alimentos en la dieta tiene otras ventajas para la salud.
- Aunque el AI se centra principalmente en cuándo se come y no en qué se come, nunca está de más mejorar también la dieta.
- Muchos de los superalimentos mencionados son fácilmente accesibles, baratos, fáciles de preparar (o no requieren preparación) e increíblemente satisfactorios.

Piénsalo de esta manera: comer bien durante el AI te dará resultados mucho mejores que comer alimentos procesados mientras intentas perder peso. Si te asusta la sensación de hambre durante un ayuno, los alimentos ricos en nutrientes te ayudarán a superarla. Y si añades estos superalimentos a tu dieta, te sentirás mejor que nunca.

7

LOS ERRORES Y CÓMO EVITARLOS

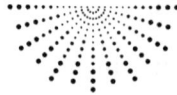

E n este capítulo hablaremos de algunos de los errores más comunes que se cometen durante el proceso del AI. Ser consciente de las posibles trampas puede ayudarte a ser consciente de tus intenciones de seguir con el AI. Ten en cuenta que cambiar los hábitos a largo plazo puede ser difícil. Pero con orientación y dedicación, tus objetivos de pérdida de peso son alcanzables.

MANTENER EL ENFOQUE

Mantenerse enfocado requiere un esfuerzo consciente, pero hay varias herramientas que pueden ayudar. Para cualquiera puede ser excepcionalmente difícil mantenerse concentrado si no duerme lo suficiente. Prepárate para pasar noches tranquilas en la medida de lo posible. Tomar una infusión de manzanilla caliente o un baño por la noche puede ayudarte a relajarte. Piensa en lo bien que te ha ido durante el día en tu viaje del AI y siéntete orgulloso de ti mismo.

Durante el día, mantente ocupado con el trabajo, los amigos y la familia, o un nuevo pasatiempo. Si las actividades del día se planifican con antelación, no habrá tantas oportunidades de picotear sin ganas o de romper el ayuno demasiado pronto. A la hora de comer, pregúntate si realmente sientes hambre antes de hacerlo. ¿Podrías estar sintiendo algunas emociones que podrían calmarse de forma alternativa a la comida? Llevar un diario o meditar puede ayudar a la inquietud de la mente y proporcionar una mayor conciencia de lo que el cuerpo te pide. Otro truco que puedes probar es beber un vaso de agua antes de comer para averiguar si lo que creías que era hambre puede ser sed o aburrimiento.

Por último, mantén el enfoque evitando distracciones que puedan desviarte de tus objetivos. Celebrar el cumpleaños de un amigo en un restaurante es un ejemplo de situación que podría hacer descarrilar tu progreso de AI o darte un motivo para sentirte orgulloso de tu dedicación a tus objetivos de pérdida de peso. Antes de ir, fíjate en cómo coincidirá la salida con tus periodos de comida y ayuno. Puedes ajustar estas franjas horarias para poder comer un poco más tarde de lo habitual. Si es posible, echa un vistazo al menú en Internet. Es probable que haya algunas opciones que se adapten a tu plan de comidas, pero no tengas reparos en solicitar ajustes saludables cuando llegue el momento de pedir. Si una distracción relacionada con el AI consiste en pasar espontáneamente por la ventanilla del autoservicio, pregúntate si merecerá la pena el tropiezo.

SER DISCIPLINADO

Establece objetivos cuantificables que te ayuden a identificar el propósito de tu camino en el AI. Escribe por qué empezaste con él y consúltalo con frecuencia. No debe tratarse de una lista de tareas que completar, sino de un razonamiento más profundo dentro de uno mismo que te motive a lo largo del camino. Se pueden identificar pasos pequeños y alcanzables para que sea más fácil ver cuándo se está progresando. Cuando completes un paso hacia tu objetivo, prémiate y comparte tu éxito con los demás.

Sé amable contigo mismo y ten en cuenta que algunos días serán más difíciles que otros. Ten en cuenta que el esfuerzo que dedicas en el AI es para ti. Te has ganado las recompensas y las mereces. Comparte cómo te sientes con una comunidad de personas que te apoyen y te ayuden a rendir cuentas de tus objetivos y esfuerzos. Si no tienes conocidos que utilicen el AI, puedes buscar grupos de AI en Internet. Por ejemplo, hay muchos grupos en Facebook. Los miembros de estos grupos pueden apoyarse mutuamente. A veces todos necesitamos buscar un poco de motivación fuera de nosotros mismos.

Leer artículos o blogs de personas que han tenido éxito en recorridos similares de AI puede ayudarte a visualizar tu futuro saludable. Anota los días en los que te sentiste realmente bien y qué los hizo exitosos, y luego haz referencia a ellos en los días que podrían haber ido mejor. Sobre todo, mantente positivo. No hay forma fácil de cambiar un estilo de vida, pero debes saber que cada pequeño cambio cuenta. La sensación de mayor equilibrio, confianza y energía son logros maravillosos que deben reconocerse y celebrarse.

COMER LOS ALIMENTOS ADECUADOS

Si la báscula no se mueve en la dirección que esperabas, o simplemente no se mueve en absoluto, podría deberse a lo que estás consumiendo durante las ventanas de alimentación. En última instancia, la utilización de cualquier método de AI debe reducir las calorías de tu dieta. Sin embargo, si estás compensando el desayuno que te has saltado a primera hora del día, podría jugar en tu contra. Ten cuidado de no utilizar el AI como un pase libre para comer lo que quieras y cuanto quieras durante el periodo de comidas. Podrías acabar viendo cómo la báscula se mueve en la dirección equivocada.

Si te sientes "hambriento" durante el periodo de ayuno y luego tiendes a comer en exceso (o a darte un atracón) durante el periodo de alimentación, es probable que estés comiendo los alimentos equivocados. Los carbohidratos simples, los alimentos procesados y el azúcar elevan el nivel de azúcar en sangre y lo vuelven a bajar. Esto hará que vuelvas a sentir hambre más pronto. Asegúrate de incluir mucha fibra, proteínas y nutrientes en tu dieta para mantener el apetito el mayor tiempo posible.

NO TE COMPLIQUES

Cuando empieces con el AI, no elijas la duración de ayuno más dura de cumplir. Independientemente de cuánto peso quieras perder, lo mejor es empezar despacio y permitir que tu cuerpo se adapte al nuevo horario de comidas. Los primeros días serán difíciles, pero no deberían parecer imposibles. Si estás a punto de rendirte, quizá sea mejor que des un paso atrás. Amplía el horario de comidas unas horas y no te culpes por el ajuste. Si sigues un plan de AI un poco más suave, seguirás perdiendo peso y probablemente te sentirás genial en poco tiempo.

Asegúrate también de aprovechar al máximo tus horas de sueño. Si sabes que no comer por la noche es especialmente difícil para ti, cambia tu horario de comidas para que tus horas de ayuno sean principalmente por la mañana. Y cuando comas, utiliza un plan de comidas para incorporar alimentos ricos en nutrientes que te ayuden a superar el siguiente ayuno.

ELEGIR EL PLAN ADECUADO

Hasta ahora, los estudios han demostrado que no existe un "mejor plan" general para el AI. El mejor plan es aquel con el que puedes comprometerte y al que puedes ceñirte. También es importante señalar que no hay mal momento para cambiar el plan una vez que te das cuenta de que no está funcionando a tu favor. Si has estado siguiendo con éxito el método 12/12 y ahora ves un estancamiento en tu progreso, puede que sea el momento de pasar al método 14/10. Identifica tus tendencias y elige un plan que evite tus puntos débiles. Si nunca puedes saltarte el desayuno por la mañana, no intentes seguir un método de AI en el que tengas que esperar hasta el almuerzo para hacer la primera comida del día. Y no olvides consultar a tu médico. Seguramente tendrá alguna sabia idea sobre cuál es el mejor plan para comenzar.

EL VIAJE DE SUSAN

"Cometí algunos errores cuando empecé mi andadura con el AI. Un error que he descubierto que es muy común en otras personas es que comí demasiadas calorías durante mi periodo de ayuno. Tenía tanta hambre al final de mi periodo de ayuno que comía en exceso en cuanto terminaba. Entonces me cargaba de calorías antes de que empezara la siguiente ventana de ayuno. Lo hacía porque no creía que pudiera abstenerme de comer durante toda la ventana de ayuno si no compensaba las calorías perdidas en otra parte. Resulta que esa lógica anulaba por completo el propósito del ayuno. En lugar de eso, tuve que cambiar mis elecciones de alimentos por otras que me mantuvieran durante el periodo de ayuno sin sentir que me moría de hambre. Después de un poco de práctica, paciencia y algunos ajustes, puedo decir honestamente que me siento mejor que nunca".

— SUSAN, 63 AÑOS

COSAS PARA RECORDAR

- Céntrate en el plan de AI que has elegido.
- Aprovecha las horas de sueño para ayunar.
- Mantén la disciplina fijando objetivos y recordando por qué utilizas el AI como herramienta para perder peso.
- Elige alimentos ricos en nutrientes que te ayuden a mantenerte en ayunas.

- Empieza poco a poco y fíjate objetivos alcanzables.
- Elige un plan, programa los días/ventanas de AI y ponte manos a la obra.

El AI no se parece a ningún otro plan dietético porque puede mantenerse como un estilo de vida que te hace sentir en forma y renovado cada día. Sin embargo, sobre todo al principio, debe iniciarse lentamente, como cualquier otra dieta de adelgazamiento. Comenzar el AI de forma demasiado agresiva puede resultar derrotista y peligroso. Trabaja hasta conseguir la duración del ayuno que mejor se adapte a tu cuerpo y a tu estilo de vida.

8

CÓMO ROMPER EL AYUNO

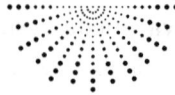

D espués de un ayuno satisfactorio, sobre todo si es prolongado, es posible que sientas que podrías comer casi cualquier cosa. Respira hondo y recuerda que no quieres deshacer nada de tu duro trabajo. En este capítulo se describen las mejores formas de romper el ayuno para no volver a sentir hambre antes de lo necesario.

BAJO EN CARBOHIDRATOS, ALTO EN GRASAS

Al salir de un ayuno, la mejor manera de mantener el metabolismo funcionando a niveles óptimos es tomar una comida baja en carbohidratos y rica en grasas. Diet Doctor sugiere empezar con un gran vaso de agua y luego preparar una ensalada de espinacas, tomate y perejil aliñada con aceite de oliva. Añadir una proteína como pollo o pescado del tamaño y grosor de la palma de la mano. A continuación, rellena el resto del plato con verduras crudas o cocinadas en una grasa natural como el ghee, la mantequilla, el coco o

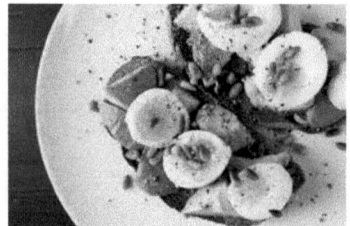

el aceite de palta. Si sientes que aún podrías comer un poco más, merienda una palta.

FRUTAS

Durante un ayuno prolongado, el revestimiento del estómago puede disminuir, lo que puede dificultar la digestión de ciertos alimentos. Por ello, romper el ayuno con alimentos sencillos y fáciles de digerir, como la fruta o los jugos de fruta, puede ser un poco más fácil de digerir para el estómago. La sandía, las uvas y las manzanas se digieren fácilmente. Comienza con pequeños bocados o sorbos de jugo si el ayuno ha sido especialmente prolongado, para dar tiempo al cuerpo a adaptarse de nuevo a la comida. Se recomienda evitar los alimentos ácidos o picantes al principio si el estómago tiende a estar sensible al salir de un ayuno.

CALDO DE HUESOS

El cuerpo tiende a perder electrolitos durante el ayuno, aunque hayas bebido mucha agua. Romper el ayuno con caldo de huesos es una buena forma de recuperar electrolitos esenciales como el magnesio, el potasio, el calcio y el sodio. El caldo de huesos orgánico puede ayudar al intestino a absorber otros nutrientes consumidos a lo largo del periodo de ingesta. Otras ventajas de romper el ayuno con caldo de huesos son que se digiere fácilmente y no causa molestias estomacales. Aporta colágeno a la piel, los músculos y los huesos. Tiene aminoácidos antiinflamatorios que ayudan a mejorar el sueño. Puede ayudar a calmar el tracto gastrointestinal y aportará grasas saludables sin carbohidratos añadidos. Y lo mejor es que ¡sabe delicioso!

VINAGRE DE SIDRA DE MANZANA

El consumo de vinagre de sidra de manzana tiene muchas ventajas dietéticas y para la salud. Y, aunque no rompe el ayuno, es beneficioso empezar la dieta con una o dos cucharadas mezcladas con un vaso de agua. Los estudios han demostrado que puede suprimir el apetito y favorecer la sensación de saciedad, contribuir a la pérdida de peso y mejorar los niveles de azúcar en sangre. Se recomienda diluirla antes de consumirla debido a su elevada acidez y a su capacidad para erosionar fácilmente el esmalte dental. Existen comprimidos y gominolas de vinagre de sidra de manzana que pueden resultar más fáciles de tomar para algunas personas. Además, asegúrate de no consumirla después de la fecha de caducidad o puede tener varios efectos adversos.

PROTEÍNA

La proteína es un nutriente esencial tanto si se ayuna como si no. Sin embargo, es un nutriente particularmente útil que si se consume al romper el ayuno puede ayudar a evitar el hambre y comer en exceso durante una ventana de alimentación mientras se practica el AI. Un desayuno común podría incluir huevos, queso, yogur, batidos, etc. Sin embargo, existen otras formas, menos tradicionales pero igual de satisfactorias, de romper el ayuno con una comida rica en proteínas. El salmón ahumado, las sobras de la cena, los burritos de frijoles y la mantequilla de frutos secos sobre tostadas integrales son alternativas maravillosas para el desayuno. Se recomienda ingerir entre 15 y 30 gramos de proteínas en la primera comida después del ayuno para empezar a consumir proteínas suficientes durante el periodo de ayuno.

EL VIAJE DE KOOROSH

"Ahora que he estado practicando un método de AI que me funciona, he empezado a centrarme más en el combustible (alimentos) que introduzco en mi cuerpo. La primera comida después de un periodo de ayuno suele ser decisiva para el éxito de mi AI y determina en gran medida lo bien que me siento y lo bien que duermo. Para mí, mucho depende de la primera comida del día. Por lo tanto, intento tener en casa con regularidad un par de alimentos básicos fáciles para el desayuno. Huevos (o eggbeaters) con verduras salteadas y pavo molido en la parte superior de una rebanada de pan Ezekiel es mi comida habitual al salir de un ayuno, pero también puedes cambiar las cosas con yogur griego y fruta de vez en cuando. Cuando necesito algo más fuera de lo común, busco nuevas y deliciosas recetas de AI para preparar"

— KOOROSH, 61 AÑOS (AUTOR)

COSAS PARA RECORDAR

- Hay varias maneras de romper un ayuno sin deshacer el duro trabajo realizado en la ventana de ayuno.
- La elección de la comida adecuada para romper el ayuno te prepara para un periodo de alimentación y un periodo de ayuno satisfactorios.
- Cuidar el estómago con alimentos suaves y cuidar el cuerpo con nutrientes esenciales.
- Comenzar con alimentos bajos en carbohidratos, ricos en grasas, frutas, caldo de huesos y/o ricos en proteínas.
- El vinagre de sidra de manzana no romperá tu ayuno, pero potenciará los efectos de tus esfuerzos de AI.

Con todos los pormenores del AI al alcance de tu mano, después de terminar la primera parte de este libro, continúa leyendo los capítulos de la segunda parte para encontrar recetas que puedas utilizar en tu plan de comidas. Estas recetas son aptas para el AI, fáciles de preparar y ¡muy sabrosas!

AYUDA A OTROS A ENCONTRAR ESTE LIBRO

La ciencia ha demostrado que cuando haces algo amable por otra persona, tanto tú como la otra persona se sienten bien. Esta es la forma más sencilla de demostrar que la amabilidad con los desconocidos da sus frutos. Me gustaría darte la oportunidad de realizar un acto de amabilidad durante tu experiencia como lector (o como oyente).

La gente juzga un libro por el número de buenas críticas que ha recibido. La única manera de que este libro llegue a muchos otros lectores que lo necesitan es que tenga el mayor número posible de reseñas.

Si este libro te ha resultado útil hasta ahora, ¿podrías dedicar un momento a escribir una reseña sincera sobre este libro y su contenido? No te costará nada, pero ayudará a alguien más que necesita este libro, a encontrarlo y a utilizar su contenido para tener una vida más sana y activa.

Esto te llevará menos de un minuto de tu tiempo. Todo lo que tienes que hacer es dejar una reseña.

Esto también ayudará a este escritor novato.

Por favor, visita la página de Amazon (o donde hayas comprado este libro) y deja una reseña.

Alternativamente, puede ir a la página de Amazon (o donde compró este libro) y dejar una reseña.

Gracias por tu amabilidad.

Ahora, retomemos el contenido de este libro.

9
CONCLUSIONES

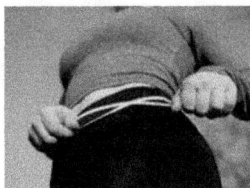

El ayuno intermitente incluye muchos beneficios para la salud, como la pérdida de peso, la mejora de la función cerebral, la prevención del cáncer y mucho más. Con el AI, encontrarás el éxito y te sentirás más feliz y saludable. No dejes que la menopausia o cualquier otro cambio hormonal controle tu peso. El AI es tu herramienta para tomar el control de tu metabolismo y longevidad.

Nunca es demasiado tarde para iniciar el camino hacia un estilo de vida más saludable. En nuestros últimos años de vida, los dolores y molestias se convierten en algo habitual con lo que aprendemos a vivir. Sin embargo, no tiene por qué ser así. Podemos volver a sentirnos jóvenes y llenos de vitalidad simplemente añadiendo algunos parámetros a nuestras vidas y conectando con una comunidad de apoyo y recursos. Cuando encontramos el éxito y nos sentimos lo mejor posible, inspiramos a otros a hacer lo mismo. Tu viaje puede ser el inicio del de otra persona. El efecto dominó es una fuerza maravillosamente poderosa que puede salvar a nuestros amigos, familiares y vecinos de un dolor o una tristeza innecesaria en sus propias vidas.

Para tu comodidad, he incluido algunas recetas y un plan de comidas de 21 días en la segunda parte de este libro. ¡Empieza con el AI hoy mismo y deja un comentario sobre esta guía para que otros puedan encontrar y utilizar estos útiles consejos, trucos y recetas!

AGRADECIMIENTOS

Este libro es fruto de muchas horas de reescritura y edición. Estoy orgulloso del producto final y espero que hayas disfrutado leyéndolo. Me gustaría dar las gracias a mi esposa, Linda, por toda su ayuda en la edición de este libro, reescribiendo recetas, y escuchándome reflexionar sobre las diferentes formas en que este material podría ser presentado y dándome su opinión.

También me gustaría dar las gracias a nuestra amiga y vecina, Patti Criswell, por sus excelentes comentarios editoriales sobre mi primer borrador. Sus comentarios dieron en el clavo y fueron fundamentales para el éxito de este libro.

Mi hija, Mimi, y mi hijastra, Elyse, probaron algunas de las recetas de este libro y me dieron su opinión. Sus comentarios fueron excelentes y ayudaron a mejorar este libro. ¡Muchas gracias!

GLOSARIO

ADF: Ayuno en días alternos.

Ayuno en días alternos: La práctica de ayunar ciertos días y comer normalmente el resto de días.

Autofagia: Literalmente "autoalimentación"; mecanismo regulado de la célula que elimina componentes innecesarios o disfuncionales.

Ventana de alimentación: El periodo de tiempo en el que comes.

Ayuno prolongado: Ayuno superior a 24 horas.

Ventana de ayuno: El periodo de tiempo en el que no comes.

Ayuno intermitente: La práctica de dividir cada período de 24 horas en una ventana de alimentación y una ventana de ayuno.

AI: Abreviatura de ayuno intermitente.

Ventana: Un periodo de tiempo.

REFERENCIAS

Appenbrink, Kr. (2020, December 29). *20 Veggie Snacks for Feel-Good Munching.* Kitchn. https://www.thekitchn.com/healthy-vegetable-snacks-233565

Aubrey, A. (2019, December 8). *Eat For 10 Hours. Fast For 14. This Daily Habit Prompts Weight Loss, Study Finds.* NPR.org. https://www.npr.org/sections/thesalt/2019/12/08/785142534/eat-for-10-hours-fast-for-14-this-daily-habit-prompts-weight-loss-study-finds#:~:text=For%2010%20Hours.-

Aug. 12, T. P. |. (2020, August 12). *31 Vegetable Snacks That Will Hold You Over Until Dinnertime.* PureWow. https://www.purewow.com/food/vegetable-snacks

Aura, S. (2022, February 3). *20 Fresh and Healthy Fruit Breakfast Recipes.* Tea Breakfast. https://teabreakfast.com/fruit-breakfast-recipes/

Axe, J. (2019, May 1). *How Intermittent Fasting and a Healthy Diet Boost Mental Health.* 24Life. https://www.24life.com/how-intermittent-fasting-and-a-healthy-diet-boost-mental-health/

Baier, L. (2021, October 21). *Intermittent Fasting Meal Plan | How To Create Your Eating Routine.* A Sweet Pea Chef. https://www.asweetpea chef.com/intermittent-fasting-meal-plan/

Ball, D. J. (2021, February 2). *35 Veggie-Packed Dinners in 30 Minutes or Less.* EatingWell. https://www.eatingwell.com/gallery/7822990/ veggie-packed-dinners-30-minutes/

Berg, E. (2017, December 30). *Getting Enough Nutrients & Calories on Intermittent Fasting ? – Dr.Berg.* Www.youtube.com. https://www. youtube.com/watch?v=h1hBRLi5QWY

Berger, M. (2019, August 22). *How Intermittent Fasting Can Help Lower Inflammation.* Healthline; Healthline Media. https://www.healthline. com/health-news/fasting-can-help-ease-inflammation-in-the-body

Bioge. (2020, October 29). *How Intermittent Fasting Can Help to Fight Aging.* BioAge Health. https://www.bioagehealth.com/how-intermit tent-fasting-can-help-to-fight-aging/#:~:text=Calorie%20restric tion%20and%20intermittent%20fasting

Bjarnadottir, A. (2018). *The beginner's guide to the 5:2 diet.* Healthline. https://www.healthline.com/nutrition/the-5-2-diet-guide

Bjarnadottir, A., & Kubala, J. (2020, August 4). *Alternate-Day Fasting.* Healthline. https://www.healthline.com/nutrition/alternate-day-fasting-guide#basics

Booth, S. (2020, July 14). *Everything You Need to Know About Avocados.* WebMD. https://www.webmd.com/food-recipes/all-about-avoca dos#:~:text=Avocados%20are%20low%20in%20sugar

Botterman, L. (2021, October 11). *Research review shows intermittent fasting works for weight loss, health changes | UIC Today.* Today.uic.edu. https://today.uic.edu/research-review-shows-intermittent-fasting-works-for-weight-loss-health-changes

Bradley, S., & Miller, K. (2021, January 15). *These Intermittent Fasting Apps Make It *So* Simple To Stay On Track.* Women's Health. https://

www.womenshealthmag.com/weight-loss/g29554400/intermittent-fasting-apps/

Bray, K. (2015, March 13). *Fasting diets may affect medication - Medicines and supplements.* CHOICE. https://www.choice.com.au/health-and-body/medicines-and-supplements/prescription-medicines/articles/fasting-diets-and-medication-160315

Brennan, D. (2020, September 17). *Health Benefits of Potatoes.* WebMD. https://www.webmd.com/diet/health-benefits-potatoes#:~:text=Pota toes%20are%20a%20good%20source

Brennan, D. (2021, October 25). *Psychological Benefits of Fasting.* WebMD. https://www.webmd.com/diet/psychological-benefits-of-fasting

Brick, S. (2021, May 21). *Is Alternate-Day Fasting Really That Good for You? We Dig.* Greatist. https://greatist.com/health/alternate-day-fasting#fasting-day-foods-drinks

Brill, J. (2021, March 23). *The 16:8 Time-Restricted Intermittent Fasting Plan.* Dummies. https://www.dummies.com/article/body-mind-spirit/physical-health-well-being/diet-nutrition/intermittent-fasting/the-168-time-restricted-intermittent-fasting-plan-275811/

Brown, S. (n.d.). *Intermittent Fasting and Binge Eating: What The Research Shows.* Binge Eating Hope. https://www.bingeeatinghope.com/blog/intermittent-fasting

Bryan, L. (2021, July 4). *40+ Easy & Healthy Salad Recipes.* Downshiftology. https://downshiftology.com/salad-recipes/

Bubnis, D. (2018, October 26). *How to Exercise Safely During Intermittent Fasting.* Healthline. https://www.healthline.com/health/how-to-exercise-safely-intermittent-fasting#effective-workouts-while-fasting

Calabrese, E. (2021, January 19). *Healthy Seafood Recipes, From Air Fryer Fish to Seared Ahi Tuna.* Delish. https://www.delish.com/cooking/nutrition/g928/healthy-seafood-recipes-myplate/

Cameron, M. (2021, December 2). *15 Easy Frittata Recipes That Are Perfect for Weight Loss.* Eat This Not That. https://www.eatthis.com/healthy-frittata-recipes/

Chaix, A., Deota, S., Bhardwaj, R., Lin, T., & Panda, S. (2021). *Sex- and age-dependent outcomes of 9-hour time-restricted feeding of a Western high-fat high-sucrose diet in C57BL/6J mice.* Cell Reports, 36(7), 109543. https://doi.org/10.1016/j.celrep.2021.109543

Chan, T. (2021, January 4). *Does Taking Medication Break Intermittent Fasting?* Simple.life Blog. https://simple.life/blog/intermittent-fasting-and-medication/#:~:text=There%20are%20many%20ways%20that

Chicago, U. of I. at. (2022, January 1). *Research Shows Intermittent Fasting Works for Weight Loss.* SciTechDaily. https://scitechdaily.com/research-shows-intermittent-fasting-works-for-weight-loss/

Citroner, G. (2021, November 16). *Fasting for 24 Hours May Reduce Diabetes and Heart Disease Risk.* Healthline. https://www.healthline.com/health-news/intermittent-fasting-once-a-week-may-reduce-diabetes-and-heart-disease-risk#Inflammation-and-heart-health

Contributors, W. E. (2020, August 24). *Health Benefits of Beans.* WebMD. https://www.webmd.com/diet/health-benefits-beans

Control, I. (2018, June 9). *Prevent Diabetes With Intermittent Fasting? Diabetes in Control.* A Free Weekly Diabetes Newsletter for Medical Professionals.; Diabetes In Control. A free weekly diabetes newsletter for Medical Professionals. https://www.diabetesincontrol.com/prevent-diabetes-with-intermittent-fasting/

Cording, J. (2021, February 25). *Distracted At Work Because You're Fasting? Here's How To Refocus And Fuel Your Mind And Body.* Forbes. https://www.forbes.com/sites/jesscording/2021/02/25/distracted-at-work-because-youre-fasting--heres-how--to-refocus-and-fuel-your-mind-and-body/?sh=56e486ba7a4a

Corte, M. L., & Lobel, N. (2022, February 4). *73 Healthy Lunch Ideas You'll Actually Be Excited to Eat*. Delish. https://www.delish.com/cooking/nutrition/g1441/healthy-packed-lunches/

CTCA. (2021, June 9). *What you need to know about fasting and cancer*. Cancer Treatment Centers of America. https://www.cancercenter.com/community/blog/2021/06/fasting-cancer

Cunff, A.-L. L. (2020, August 12). *The mindful productivity guide to intermittent fasting*. Ness Labs. https://nesslabs.com/mindful-productivity-intermittent-fasting

DiCenso, B. (2021, November 25). *70+ Best Healthy Egg Recipes for Weight Loss*. Eat This%2c Not That! https://www.eatthis.com/healthy-egg-recipes/

Duck, mango and watercress salad. (2016, April 16). Www.olivemagazine.com. https://www.olivemagazine.com/recipes/meat-and-poultry/duck-mango-and-watercress-salad/

Elliott, M. (2017, July 18). *14 Healthy Snacks Made With Fruit to Eat This Week*. Showbiz Cheat Sheet. https://www.cheatsheet.com/culture/super-healthy-snacks-made-with-fruit.html/

Ellis, E. (2020, August 13). *The Beginners Guide to Cruciferous Vegetables*. Www.eatright.org. https://www.eatright.org/food/vitamins-and-supplements/nutrient-rich-foods/the-beginners-guide-to-cruciferous-vegetables#:~:text=Most%20cruciferous%20vegetables%20are%20rich

Fern, C. (2019, February 27). *These Cheese Snacks are So Insanely Good You'll Want to Skip Dinner*. Oprah Daily. https://www.oprahdaily.com/life/food/g26539733/best-cheese-snacks/

5 Ways to Stay Motivated when Doing Intermittent Fasting. (2021, July 28). BodyFast. https://www.bodyfast.app/en/motivation-for-intermittent-fasting/

Fletcher, J. (2019, April 5). *Intermittent fasting for weight loss: 5 tips to start.* Www.medicalnewstoday.com. https://www.medicalnewstoday.com/articles/324882#:~:text=The%20easiest%20way%20to%20do

Florio, G. (2018, June 26). *Stay Busy While You're Fasting.* POPSUGAR Fitness. https://www.popsugar.com/fitness/photo-gallery/44971477/image/44971536/Stay-Busy-While-Youre-Fasting

40+ Healthy Ground Beef Recipes. (2021, August 6). Jar of Lemons. https://www.jaroflemons.com/healthy-ground-beef-recipes/

Garrison, L. (2021). *Intermittent Fasting Can Aid in Weight Loss, Anti-Aging, and Overall Health.* Bizjournals.com. https://www.bizjournals.com/twincities/news/2020/02/28/intermittent-fasting-can-aid-in-weight-loss-anti.html

Gogos, D. K. (2015, March 10). *The history of fasting.* NEOS KOSMOS. https://neoskosmos.com/en/2015/03/10/life/food-drink/the-history-of-fasting/

A Guide To The 20:4 Fast. (2020). MealPrep. https://www.mealprep.com.au/intermittent-fasting/a-guide-to-the-204-fast/

Gunnars, K. (2017, June 4). *What Is Intermittent Fasting? Explained in Human Terms.* Healthline. https://www.healthline.com/nutrition/what-is-intermittent-fasting#TOC_TITLE_HDR_2

Gunnars, K. (2018, June 28). *Top 10 Health Benefits of Eating Eggs.* Healthline. https://www.healthline.com/nutrition/10-proven-health-benefits-of-eggs#TOC_TITLE_HDR_6

Gunnars, K. (2020, September 25). *How Intermittent Fasting Can Help You Lose Weight.* Healthline. https://www.healthline.com/nutrition/intermittent-fasting-and-weight-loss#weight-loss

Haney, S. (2022, January 31). *This Is How Long It'll Take For Intermittent Fasting to Work.* POPSUGAR Fitness. https://www.popsugar.com/fitness/How-Long-Does-Take-Intermittent-Fasting-Work-45006826

Hanka, S. (2021, July 17). *How to Intermittent Fast: 6 Tips to Get Started.* Www.trifectanutrition.com. https://www.trifectanutrition.com/blog/how-to-intermittent-fast-6-tips-to-get-started

Health Benefits of Fish | DOH. (n.d.). Doh.wa.gov. https://doh.wa.gov/community-and-environment/food/fish/health-benefits#:~:text=Fish%20is%20filled%20with%20omega

Hill, A. (2020, January 7). *Eat Stop Eat Review: Does It Work for Weight Loss?* Healthline. https://www.healthline.com/nutrition/eat-stop-eat-review#the-diet

Hilton, C., ersen, & Karasik, C. S. (2021, July 20). *These Protein-Packed Healthy Breakfasts Will Make Losing Weight So Much Easier.* Women's Health. https://www.womenshealthmag.com/weight-loss/a19993913/protein-breakfast-ideas/

Hindy, J. (2014, August 20). *15 Amazing Health Benefits Of Berries You Didn't Know About.* Lifehack. https://www.lifehack.org/articles/lifestyle/15-amazing-health-benefits-berries-you-didnt-know-about.html

Hopkins, J. (2022). *Intermittent Fasting: What is it, and how does it work?* Www.hopkinsmedicine.org. https://www.hopkinsmedicine.org/health/wellness-and-prevention/intermittent-fasting-what-is-it-and-how-does-it-work#:~:text=What%20is%20intermittent%20fasting%3F

Horton, B. (2019, April 2). *You're Probably Doing Intermittent Fasting the Wrong Way—Here's Why.* Cooking Light. https://www.cookinglight.com/eating-smart/nutrition-101/intermittent-fasting-mistakes

How to Break a Fast. (2022, January 10). WikiHow. https://www.wikihow.com/Break-a-Fast

Intermittent Fasting and Hydration: Complete Guide (Updated 2022). (n.d.). Copper H2O. Retrieved April 23, 2022, from https://www.copperh2o.com/blogs/blog/the-complete-guide-to-intermittent-fasting-and-proper-hydration#:~:text=Some%20of%20the%20sym ptoms%20of

Intermittent Fasting May Help Cancer Treatments Work Better, Small, Early Study Suggests. (2021, November 30). Www.breastcancer.org. https:// www.breastcancer.org/research-news/intermittent-fasting-may-help-cancer-treatments-work-better

I. T. W. D.(2016, October 19). *The Right Way to Break the Fast: What to eat when.* India Today. https://www.indiatoday.in/lifestyle/wellness/ story/right-way-to-break-the-fast-starvation-karva-chauth-enzy mes-fasting-lifest-347386-2016-10-19

Jarreau, P. (2019a, February 26). *The 5 stages of intermittent fasting.* LIFE Apps | LIVE and LEARN. https://lifeapps.io/fasting/the-5-stages-of-intermittent-fasting/

Jarreau, P. (2019b, June 11). *It's Time to Recycle... Your Cells. Daily Fasting Activates Autophagy.* LIFE Apps | LIVE and LEARN. https:// lifeapps.io/fasting/its-time-to-recycle-your-cells-daily-fasting-activa tes-autophagy/

Jennings, K.-A. (2016). *9 Legitimate Health Benefits of Eating Whole Grains.* Healthline. https://www.healthline.com/nutrition/9-benefits-of-whole-grains

Johnson, J. (2019, January 28). *The 5:2 diet: A guide and meal plan.* Www.medicalnewstoday.com. https://www.medicalnewstoday.com/ articles/324303#what-is-the-52-diet

Johnson, O. (2021, March 24). *Best Foods To Break A Fast: Top 14 Foods That Make The Fast To Feast Transition Smooth.* BetterMe Blog. https:// betterme.world/articles/best-foods-to-break-a-fast/

Kabala, J. (2018). *The Top 9 Nuts to Eat for Better Health.* Healthline. https://www.healthline.com/nutrition/9-healthy-nuts

Karima, H. (2021, April 18). *5 Tips to Stay More Focused and Productive at Work While Fasting.* EgyptToday. https://www.egypttoday.com/Arti

cle/6/101012/5-Tips-to-Stay-More-Focused-and-Productive-at-Work

Kaupe, A. (2019, March 8). *How to do Intermittent Fasting According to 40 Famous People.* 21 Day Hero. https://21dayhero.com/how-to-do-inter mittent-fasting-according-to-famous-people/#:~:text=Actresses% 20Nicole%20Kidman%20and%20Halle

Kay, S. (2021). *High-Protein Breakfast Foods.* Kaynutrition.com. https:// kaynutrition.com/9-high-protein-breakfast-foods/

Kim. (2021, January 12). *25 High Protein Lunch Ideas (+ Easy Recipes).* Insanely Good Recipes. https://insanelygoodrecipes.com/high-protein-lunch-ideas/

Kubala, J. (2018, July 3). *The Warrior Diet: Review and Beginner's Guide.* Healthline. https://www.healthline.com/nutrition/warrior-diet-guide#how-to-follow

Landau, D. (2022, January 21). *Intermittent Fasting and Rheumatoid Arthritis: What to Know.* EverydayHealth.com. https://www.everyday health.com/rheumatoid-arthritis/things-people-with-rheumatoid-arthritis-should-know-about-intermittent-fasting/

Langness, D. (2019, March 3). *When and Why Did Humans Start Fasting?* Bahaiteachings.org/. https://bahaiteachings.org/when-why-did-humans-start-fasting/

Lederer, S. (2020, October 13). *How to Break a Fast: 10 Best Foods (Inter-mittent & Prolonged).* Mental Food Chain. https://www.mentalfood chain.com/break-a-fast/

Leech, J. (2019, June 11). *11 Evidence-Based Health Benefits of Eating Fish.* Healthline. https://www.healthline.com/nutrition/11-health-benefits-of-fish#TOC_TITLE_HDR_3

Leonard, J. (2020, April 16). *Seven ways to do intermittent fasting: The best methods.* Www.medicalnewstoday.com. https://www.medicalnews today.com/articles/322293#:~:text=The%20easiest%20way%

20to%20do

Lewin, J. (2019). *The Health Benefits Of Eggs*. BBC Good Food. https:// www.bbcgoodfood.com/howto/guide/ingredient-focus-eggs

Link, R. (2021, March 22). *Drinking Water While Fasting: Is It Recommended?* Healthline. https://www.healthline.com/nutrition/can-you-drink-water-when-fasting#drinks-to-avoid

Livermore, S. (2018, August 13). *36 Healthier Ways To Cook Beef Your Diet Needs*. Delish. https://www.delish.com/cooking/g3789/healthy-beef-recipes/

Livermore, S., & Villarosa, D. (2021, September 3). *30 Healthy Ground Turkey Recipes That'll Make You Forget About Beef*. Delish. https://www.delish.com/cooking/g3765/healthy-ground-turkey-recipes/

Livermore, S., & Villarosa, D. (2022, February 26). *75 Chicken Recipes So Good You Won't Even Realize They're Healthy*. Delish. https://www.delish.com/cooking/g3456/healthy-chicken-recipes/

Long, K. (2021, November 18). *Intermittent Fasting May Protect the Heart by Controlling Inflammation*. Www.heart.org. https://www.heart.org/en/news/2021/11/18/intermittent-fasting-may-protect-the-heart-by-controlling-inflammation

Maldonado, J. (2022, March 11). *43 Healthy and Easy to Make Seafood Recipes*. Eat This Not That. https://www.eatthis.com/healthy-easy-seafood-recipes/

Manager, C. (n.d.). *How to Choose an Intermittent Fasting Schedule*. Carb Manager. https://www.carbmanager.com/article/yoherxeaaceazayu/how-to-choose-an-intermittent-fasting-schedule/

Marshall, C. (2021, October 14). *26 Easy High Protein Breakfast Recipes*. The Kitchen Community. https://thekitchencommunity.org/high-protein-breakfast-recipes/

McAuliffe, L. (2022, January 3). *The 20 Hour Fast: Benefits and How To.* Dr. Robert Kiltz. https://www.doctorkiltz.com/20-hour-fast/#:~: text=The%2020%20hour%20fast%20is

McKeehan, N. (2016). *Can Intermittent Fasting Help Prevent Dementia?* | Cognitive Vitality | Alzheimer's Drug Discovery Foundation. Alzdiscovery.org. https://www.alzdiscovery.org/cognitive-vitality/blog/ can-intermittent-fasting-help-prevent-dementia#:~:text=While% 20these%20studies%20are%20promising

Midland, N. (2020, June 26). *Intermittent Fasting 14/10: A Step-By-Step Strategy To Knock Off Those Unwanted Pounds.* BetterMe Blog. https:// betterme.world/articles/intermittent-fasting-14-10/

Miller, K. (2021, March 1). *The Eat Stop Eat Diet Involves Fasting For 24 Hours At A Time.* Women's Health. https://www.womenshealthmag. com/weight-loss/a22689488/eat-stop-eat-diet/

MS, A. B., CCN. (2021, January 27). *Does Sleeping Count As Fasting? [Intermittent Fasting Tips].* AutumnElleNutrition. https://www.autum nellenutrition.com/post/does-sleeping-count-as-fasting

Najafi, C. (2015, June 14). *Fruit Breakfast Bowl Recipe.* Everyday Dishes. https://everydaydishes.com/simple-food-recipes/fruit-breakfast-bowl/

Nast, C. (2018, February 5). *19 Healthy Frittata Recipes That Are Perfect for Meal Prep.* SELF. https://www.self.com/gallery/frittata-recipes

National MS Society. (2018, July 12). *Intermittent Fasting Changes Gut Bacteria and Reduces MS-Like Symptoms in Mice.* National Multiple Sclerosis Society; National MS Society. https://www.nationalmsso ciety.org/About-the-Society/News/Intermittent-Fasting-Changes-Gut-Bacteria-and-Redu

9 Intermittent Fasting Mistakes (And How To Avoid Them!). (2020, April 18). A Sweet Pea Chef. https://www.asweetpeachef.com/intermittent-fasting-mistakes/

Nutra, D. (2021, December 19). *Apple Cider Vinegar & Intermittent Fasting: Will ACV Break a Fast?* Divinity Nutra. https://divinitynutra.com/health/apple-cider-vinegar-fasting/#:~:text=No%2C%20drinking%20apple%20cider%20vinegar%20will%20not%20break%20a%20fast.&text=Its%20overall%20calorie%20intake%20also

Orlov, A. (2022, January 4). 5 Free Meal Planning Templates to Simplify Your Life. Life by Daily Burn. https://dailyburn.com/life/health/printable-meal-planning-templates/

Petrucci, K., & Flynn, P. (2016, March 27). *10 Ways to Stay Motivated When Fasting.* Dummies. https://www.dummies.com/article/body-mind-spirit/physical-health-well-being/diet-nutrition/general-diet-nutrition/10-ways-to-stay-motivated-when-fasting-203870/

Phillips, H. (2020, April 1). *Feeling Nauseous While Intermittent Fasting?* Here's Why an RD Wants You to Take Caution. Sports.yahoo.com. https://sports.yahoo.com/feeling-nauseous-while-intermittent-fasting-002231872.html#:~:text=Your%20body%20needs%20time%20to

Pire, T., & 2021. (2021, June 2). *34 High-Protein Lunches That Are Simple, Satisfying and Scrumptious.* PureWow. https://www.purewow.com/food/high-protein-lunches

Prakash, S. (2021, August 25). *45 Easy Dinners That Are Mostly Vegetables.* Kitchn. https://www.thekitchn.com/10-dinners-that-are-mostly-vegetables-250208

Pridgett, T. (2021, December 16). *I Tried 12-Hour Fasting For 21 Days — Here Are the 3 Major Changes That Happened to My Body.* POPSUGAR Fitness. https://www.popsugar.com/fitness/What-1212-Fasting-45319996#:~:text=12%3A12%20is%20a%20type

Raman, R. (2018, March 14). *7 Health and Nutrition Benefits of Potatoes.* Healthline. https://www.healthline.com/nutrition/benefits-of-potatoes#TOC_TITLE_HDR_7

Rizzo, N., MS, & RD. (2021, June 14). *Celebrities Swear by the 5:2 Intermittent Fasting Diet to Lose Weight.* Men's Health. https://www.mens health.com/nutrition/a36716421/5-2-diet-plan/

Robinson, J. (2013, April 2). *Eat, Fast And Live Longer With Michael Mosley.* KPBS Public Media. https://www.kpbs.org/news/arts-culture/2013/04/02/eat-fast-and-live-longer-michael-mosley

Roizen, M. (2022). *Why should I listen to my body when doing intermittent fasting (IF)?* | Dieting For Weight Loss. Sharecare. https://www.share care.com/health/dieting-for-weight-loss/why-listen-body-intermit tent-fasting

Rosen, C. (2020, August 8). *30 Easy Seafood Recipes.* A Couple Cooks. https://www.acouplecooks.com/easy-seafood-recipes/

Ryan, T. (2021, June 3). *The Benefits of Intermittent Fasting for Sleep.* Sleep Foundation. https://www.sleepfoundation.org/physical-health/intermittent-fasting-sleep

Schenkman, L. (2020, July 20). *The science behind intermittent fasting — and how you can make it work for you.* Ideas.ted.com. https://ideas.ted.com/the-science-behind-intermittent-fasting-and-how-you-can-make-it-work-for-you/

Scher, B. (2021, March 21). *Intermittent Fasting: How to Break Your Fast.* Diet Doctor. https://www.dietdoctor.com/intermittent-fasting/how-to-break-your-fast#:~:text=Avoid%20breaking%20your%20fast%20with

17 Cheese Snacks We Can't Resist. (2021, August 3). Insanely Good Recipes. https://insanelygoodrecipes.com/cheese-snacks/

Shoemaker, S. (2021, April 7). *Does Apple Cider Vinegar Break a Fast?* Healthline. https://www.healthline.com/nutrition/does-apple-cider-vinegar-break-a-fast

Smith, J. (2017, December 31). *I Replaced Bone Broth for Breakfast to See If It Truly Curbs Hunger.* Brit + Co. https://www.brit.co/living/healthy-eating/bone-broth-for-breakfast/

Smith, J., & Risher, B. (2021, March 11). *These Delicious High-Protein Breakfast Ideas Will Keep You Going All Day Long.* Prevention. https://www.prevention.com/food-nutrition/healthy-eating/g23709836/high-protein-breakfasts/

Spritzler, F. (2019, January 17). *8 Health Benefits of Eating Nuts.* Healthline. https://www.healthline.com/nutrition/8-benefits-of-nuts#TOC_TITLE_HDR_2

Stanko, C. (2022, February 25). *60 Healthy Seafood Recipes.* Taste of Home. https://www.tasteofhome.com/collection/healthy-seafood-recipes/

Stice, E., Davis, K., Miller, N. P., & Marti, C. N. (2008). *Fasting Increases Risk for Onset of Binge Eating and Bulimic Pathology: A 5-Year Prospective Study.* Journal of Abnormal Psychology, 117(4), 941–946. https://doi.org/10.1037/a0013644

Stieg, C. (2020, January 15). *Twitter CEO Jack Dorsey: "I eat seven meals every week, just dinner."* CNBC. https://www.cnbc.com/2020/01/15/twitter-ceo-jack-dorsey-eats-seven-meals-every-week-only-dinner.html

Stiehl, C. (2018, November 23). *How Many Calories Can I Eat on Intermittent Fasting? | POPSUGAR Fitness.* POPSUGAR Fitness. https://www.popsugar.com/fitness/How-Many-Calories-Can-I-Eat-Intermittent-Fasting-45473251

Streit, L. (2019, September 6). *25 Easy Vegetable Snacks for Work and School.* It's a Veg World after All®. https://itsavegworldafterall.com/25-easy-vegetable-snacks/

Strong, J., & McClintock, J. (1880). *Fasting in the Christian Church from the McClintock and Strong Biblical Cyclopedia.* McClintock and Strong

Biblical Cyclopedia Online. https://www.biblicalcyclopedia.com/F/fasting-in-the-christian-church.html

Suazo, A. (2021, February 18). *Types of Fasting Diets and How to Choose the Right One.* Bulletproof. https://www.bulletproof.com/diet/intermittent-fasting/fasting-diet-types/

Talmadge, C. (2021, October 27). *37+ Best Healthy Ground Beef Recipes for Weight Loss.* Eat This Not That. https://www.eatthis.com/healthy-ground-beef-recipes/

Tarlton, Amanda. (2022, January 5). *50 Healthy Beef Dinners.* Taste of Home. https://www.tasteofhome.com/collection/healthy-beef-dinners/

Tello, M. (2018, June 26). *Intermittent Fasting: Surprising Update - Harvard Health Blog.* Harvard Health Blog. https://www.health.harvard.edu/blog/intermittent-fasting-surprising-update-2018062914156

These 5 Healthy Yogurt Parfaits are Perfect for Meal Prepping as a Breakfast, Snack or Even Dessert! Made with Protein Packed Yogurt + Easily Customizable! (2019, January 13). The Clean Eating Couple. https://thecleaneatingcouple.com/5-healthy-yogurt-parfaits/

13 Healthy Omelette Recipes | Popular Egg Recipes. (2022). NDTV Food. https://food.ndtv.com/lists/10-best-omelette-recipes-774333

37 Best Salad Recipes. (2019, July 1). Love and Lemons. https://www.loveandlemons.com/salad-recipes/

36 Must-Make Cheese Appetizers For People Who Love Party Food. (n.d.). Cooper Cheese. Retrieved April 23, 2022, from https://www.coopercheese.com/recipe/cheese-appetizers/

Time to try intermittent fasting? (2020, July 1). Harvard Health. https://www.health.harvard.edu/heart-health/time-to-try-intermittent-fasting#:~:text=Keto%20is%20short%20for%20ketosis

Tinsley, G. (2017, September 17). *Time-Restricted Eating: A Beginner's Guide.* Healthline. https://www.healthline.com/nutrition/time-restricted-eating#TOC_TITLE_HDR_5

Tropical Fruit Breakfast Parfaits. (2016, July 13). The Busy Baker. https://thebusybaker.ca/tropical-fruit-breakfast-parfaits/

Trumpfeller, G. (2020, March 20). *Autophagy and Intermittent Fasting - Is It Healthy?* Simple.life Blog. https://simple.life/blog/autophagy/

25 Nut Snack Recipes for Healthier Snacking. (2012, June 18). Snappy Living. https://snappyliving.com/25-nut-snack-recipes/

24 Healthy Veggie-Packed Dinners to Make During the Week. (2019, February 17). Ambitious Kitchen. https://www.ambitiouskitchen.com/healthy-veggie-packed-dinners/

Valente, L. (2021, July 7). *50+ Cheap Healthy Lunch Ideas for Work.* EatingWell. https://www.eatingwell.com/gallery/11785/cheap-healthy-lunch-ideas-for-work

Vigoreaux, G., & Lo, C. (2021, May 27). *37 Delicious Healthy Salads That Are Fresh and Filling.* Good Housekeeping. https://www.goodhousekeeping.com/food-recipes/healthy/g180/healthy-salads/

Villines, Z. (2020, January 16). *9 health benefits of beans.* Www.medicalnewstoday.com. https://www.medicalnewstoday.com/articles/320192#benefits

Waterhouse, J. (2022). *9 Celebrities Who Swear By Intermittent Fasting.* Marie Claire. https://www.marieclaire.com.au/intermittent-fasting-celebrities

Watson, S. (2021, March 5). *Can Intermittent Fasting Help MS?* WebMD. https://www.webmd.com/multiple-sclerosis/multiple-sclerosis-intermittent-fasting

Weg, A. (2018, May 7). *15 Tasty, Uncomplicated High-Protein Lunches.* Cooking Light. https://www.cookinglight.com/food/quick-healthy/easy-high-protein-lunches

What Are Cruciferous Vegetables — and Why Are They So Good for You? (2020, December 9). Health Essentials from Cleveland Clinic. https://health.clevelandclinic.org/crunchy-and-cruciferous-youll-love-this-special-family-of-veggies/

Working Out While Intermittent Fasting | Prospect Medical Systems. (2021). Www.prospectmedical.com. https://www.prospectmedical.com/resources/wellness-center/working-out-while-intermittent-fasting#:~:text=The%20best%20time%20to%20work

Yeager, S. (2019, May 16). *An Avocado-Rich Breakfast Can Help You Feel Fuller for Longer.* Bicycling. https://www.bicycling.com/health-nutrition/a27465835/avocado-breakfast-hunger-suppression/#:~:text=Avocados%20contain%20high%20amounts%20of

Yoon, G., & Song, J. (2019). *Intermittent Fasting: a Promising Approach for Preventing Vascular Dementia.* Journal of Lipid and Atherosclerosis, 8(1), 1–7. https://doi.org/10.12997/jla.2019.8.1.1

Yovino, K. (2015, June 10). *6 Healthy Nut Snack Recipes That Fill You Up, Not Make You Fat.* Showbiz Cheat Sheet. https://www.cheatsheet.com/life/6-healthy-snack-recipes-starring-nutrient-rich-nuts.html/

Yu, C., & Shacknai, G. (2021, July 19). *Switch Up Your Go-To Scramble With These Delicious Egg Breakfast Recipes.* Women's Health. https://www.womenshealthmag.com/food/g22814518/egg-recipes-for-breakfast/?utm_source=google&utm_medium=cpc&utm_campaign=arb_ga_whm_d_bm_g22814518&gclid=Cj0KCQjw8_qRBhCXARIsAE2AtRbUnxXyXVn4jXeMTUQXjDn6pFU5E2NKKWskcPEO4SDoH1d-TxFUs_kaAqWJEALw_wcB

Zelman, K. M., MPH, RD, & LD. (2011, June 21). *Tips for Reaping the Benefits of Whole Grains.* WebMD. https://www.webmd.com/food-recipes/features/reap-the-benefits-of-whole-grains#:~:text=Whole%20grains%20are%20packed%20with

Zentrum fuer Diabetesforschung DZD, D. (2019, July 2). *Promising approach: Prevent diabetes with intermittent fasting.* ScienceDaily. https://www.sciencedaily.com/releases/2019/07/190702152749.htm

IMAGE REFERENCES

FoodieFactor. (2017, August 23). *Food Egg Eggs Toast Toasted Bread.* Pixabay.com. https://pixabay.com/photos/food-egg-eggs-toast-toasted-bread-2673724/

HappyVeganFit. (2019, October 19). *Remove Weight Loss Slim Diet.* Pixabay.com. https://pixabay.com/photos/remove-weight-loss-slim-diet-4559326/

Pexels. (2016, March 27). *Arm Hand Write Planner Planning.* Pixabay.com. https://pixabay.com/photos/arm-hand-write-planner-planning-1284248/

Psychoconsultants. (2021, June 2). *Woman Adult Yoga Zen Meditate.* Pixabay.com. https://pixabay.com/photos/woman-adult-yoga-zen-meditate-6304184/

PublicDomainPictures. (2014, April 5) *Buffet Indian Food Spices Lunch.* Pixabay.com. https://pixabay.com/photos/buffet-indian-food-spices-lunch-315691/

RitaE. (2016). *Yogurt Berry Blueberries Desert.* Pixabay.com. https://pixabay.com/photos/yogurt-berry-blueberries-dessert-1612787/

Silviarita. (2017, August 12). *Dragon Woman Human Stone Pebble.* Pixabay.com. https://pixabay.com/photos/dragon-woman-human-stone-pebble-2634391/

Silviarita. (2020, January 27). *Food Snack Loaf Sandwich Brunch.* Pixabay.com. https://pixabay.com/photos/food-snack-loaf-sandwich-brunch-4794790/

Stenholz. (2015, September 22). *Vegan Wrap Herbal Meal Healthy.* Pixabay.com.   https://pixabay.com/photos/vegan-wrap-herbal-meal-healthy-946034/

StockSnap. (2017, August 1). *White Window Glass Shield Frame.* Pixabay.com.   https://pixabay.com/photos/white-window-glass-shield-frame-2563976/

PARTE II
RECETAS EXTRA Y PLAN DE COMIDAS

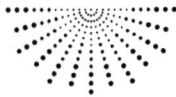

10

RECETAS PARA EL DESAYUNO

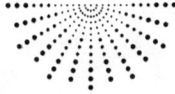

Tu mañana establece el éxito de tu día... Utilizo mi primera hora despierta para mi rutina matutina de desayuno y meditación para prepararme. –
Caroline Ghosn

Las recetas de este capítulo se seleccionaron como candidatas ideales para la primera comida después de un ayuno. Aunque funcionan bien con la mayoría de los métodos de AI, son perfectas para los métodos de restricción de tiempo 12/12, 16/8 y 18/6.

BATIDO PROTEICO DE FRUTOS ROJOS Y ZANAHORIA

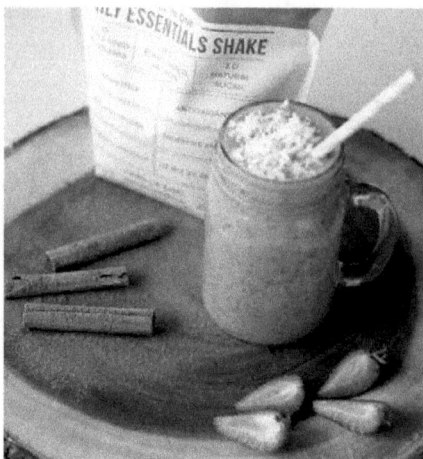

Por porción: 476 calorías - 72g carbohidratos (10.7g fibra) - 9.7g grasa – 30.7g proteína

Ingredientes ajustados a: 1 porción

- 10 zanahorias pequeñas medianas (100 gramos)
- 2/3 raciones de 100% proteína de suero (66,7 gramos)
- 1 banana mediana (de 17 a 20 cm de largo) (118 gramos)
- 1/4 taza de moras (36 gramos)
- 1/2 taza de arándanos (74 gramos)
- 4 frutillas medianas (48 gramos)
- 1 1/2 tazas de leche descremada (366 gramos)

Instrucciones basadas en 1 porción

1. Mezclar todos los ingredientes en una batidora y triturar hasta obtener una mezcla suave. ¡Disfruta!

BATIDO DE YOGUR DE FRUTILLA

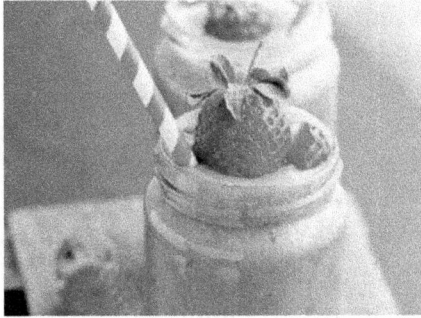

Por porción: 292 calorías - 21,7g de carbohidratos (3g de fibra) - 16,5g de grasas - 14,7g de proteínas

Ingredientes ajustados a: 1 porción

- 1 taza de frutillas cortadas por la mitad (152 gramos)
- 1/2 taza de leche entera (122 gramos)
- 1/2 taza de yogur griego (120 gramos)

Instrucciones basadas en 1 porción

1. Mezclar todos los ingredientes en una licuadora y triturar hasta obtener una mezcla suave. ¡Disfruta!

REQUESÓN Y COMPOTA DE MANZANA

Por porción: 214 calorías - 19,9g de carbohidratos (1,4g de fibra) - 2,4g de grasas - 28,2g de proteínas

Ingredientes ajustados a: 1 porción

- 1/2 taza de compota de manzana (61 gramos)
- 1 taza de requesón (113 gramos)

Instrucciones basadas en 1 porción

1. ¡Mezclar y disfrutar!

HUEVOS REVUELTOS CON ESPINACAS Y QUESO

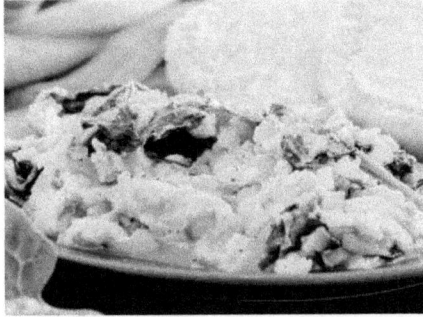

Por porción: 249 calorías - 2,8g de carbohidratos (0,7g de fibra) - 17,4g de grasas - 20,4g de proteínas

Ingredientes ajustados a: 1 porción

- 1/2 cucharadita de aceite de oliva (2,3 gramos)
- 1 taza de espinacas (30 gramos)
- 2 huevos grandes (100 gramos)
- 1/4 taza de queso mexicano rallado (28,3 gramos)

Instrucciones basadas en 1 porción

1. Calentar una sartén antiadherente a fuego medio.
2. Cubrir las espinacas con aceite de oliva y cocinar hasta que estén ligeramente marchitas, 3-4 minutos.
3. Reducir el fuego a medio-bajo.
4. Batir los huevos y añadirlos a la sartén con las espinacas. Remover lentamente sobre el fuego hasta que alcancen el punto deseado. Espolvorear el queso y remover para combinar y ablandar el queso. Una vez que se haya derretido el queso, pasar los huevos a un plato y ¡a disfrutar!

MUFFIN DE BANANA Y MANTEQUILLA DE MANÍ

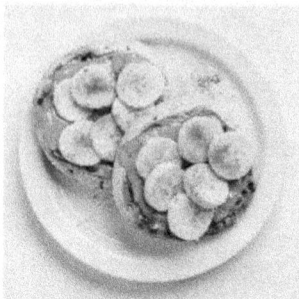

Por porción: 285 calorías - 44,8g de carbohidratos (7,5g de fibra) - 9,8g de grasas - 10,1g de proteínas

Ingredientes ajustados a: 1 porción

- 1 muffin (66 gramos)
- 1 cucharada de mantequilla de maní (16 gramos)
- 1/2 banana mediana (de 17 a 20cm de largo) (59 gramos)
- 1/2 cucharadita de canela (1,3 gramos)

Instrucciones basadas en 1 porción

1. Tostar el muffin.
2. Cubrir ambos lados del muffin con mantequilla de maní, banana y canela.

TACOS DE DESAYUNO KETO

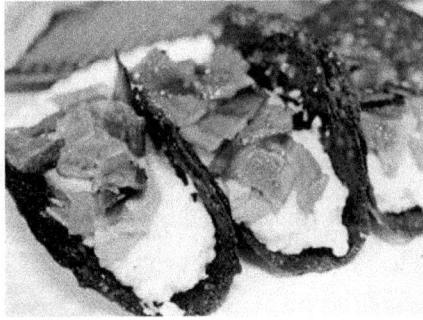

Por porción: 466 calorías - 5,5g de carbohidratos (2,4g de fibra) - 37,1g de grasas - 27,9g de proteínas

Ingredientes ajustados a: 3 porciones

- 3 tiras de tocino (36 gramos)
- 1 taza de queso mozzarella cortado en dados (132 gramos)
- 6 huevos grandes (300 gramos)
- 2 cucharadas de mantequilla (28,4 gramos)
- 1 cucharadita de sal (6 gramos)
- 1 cucharadita de pimienta (2,1 gramos)
- 1/2 palta (101 gramos)
- 28,4g de queso cheddar rallado

Instrucciones basadas en 3 porciones

1. Precalentar el horno a 190°C.
2. Empezar cocinando el tocino. Forrar una bandeja para hornear con papel de aluminio y hornear 3 tiras en el horno durante unos 15-20 minutos.
3. Mientras se cocina el tocino, calentar 1/3 de taza de mozzarella en una sartén limpia a fuego medio. Este queso formará nuestras tapas de tacos.

4. Esperar a que el queso se dore por los bordes (unos 2-3 minutos). Deslizar una espátula por debajo para despegarlo. Esto debería ocurrir fácilmente si estás usando mozzarella de leche entera, ya que el aceite del queso evitará que se pegue.

5. Utilizar un par de pinzas para levantar la cáscara de queso mozzarella y cubrirla con una cuchara de madera apoyada en una olla. Continúa haciendo lo mismo con el resto del queso, en tandas de 1/3 de taza.

6. A continuación, cocinar los huevos en la mantequilla, sazonar con sal y pimienta mientras se remueve de vez en cuando hasta que estén hechos.

7. Colocar un tercio de los huevos revueltos en cada taco.

8. Añadir a continuación el tocino (picado o en tiras enteras).

9. Por último, espolvorear el queso cheddar por encima de los tacos. ¡A disfrutar!

MUFFIN DE ESPINACAS Y SALCHICHAS

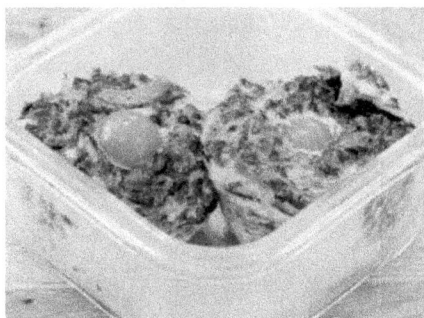

Por porción (un muffin): 164 calorías - 2,7g de carbohidratos (0,5g de fibra) - 12,6g de grasas - 9,8g de proteínas

Ingredientes ajustados a: 20 porciones

- 2 1/2 tazas de espinacas frescas (75 gramos)
- 454g de salchicha de cerdo (sin tripa)
- 1 pimiento rojo mediano (de 5 a 10cm de largo, 1 a 2,5cm de diámetro) (picado) (119 gramos)
- 1 taza de cebolla picada (160 gramos)
- 227g de queso cheddar
- 10 huevos grandes (500 gramos)
- 1/3 taza de crema batida espesa (40 gramos)
- 1 cucharada de cebolla en polvo (6,9 gramos)
- 1 cucharada de ajo en polvo (9,7 gramos)
- 1 cucharadita de sal (6 gramos)
- 1 cucharada de pimienta molida (7,1 gramos)

Instrucciones basadas en 20 porciones

1. Precalentar el horno a 176°C.
2. Dorar 454g de salchicha de cerdo en una sartén a fuego medio hasta que esté bien cocida; añadir a un bol grande. Limpiar la sartén.

3. Picar el pimiento y la cebolla y añadir a la sartén. Cocinar a fuego medio durante unos 5-7 minutos, hasta que las cebollas estén translúcidas y luego añadir las espinacas hasta que estén ligeramente marchitas, añadir al bol con la salchicha.
4. Añadir el queso al bol y mezclar.
5. En un bol aparte, batir 10 huevos, la crema y las especias. Añadir los huevos al resto de los ingredientes y mezclar.
6. Repartir en 20 moldes para muffins.
7. Hornear durante 30 minutos o hasta que al pinchar con un palillo salga limpio.

TAZAS DE HUEVO CON COL RIZADA

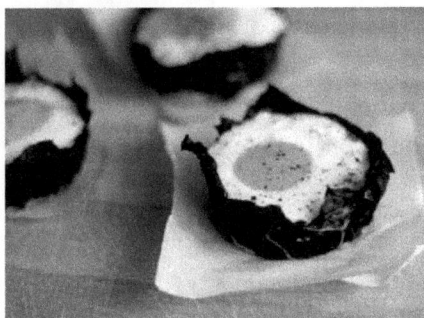

Por porción (dos tazas): 236 calorías - 7,9g de carbohidratos (1,5g de fibra) - 15,7g de grasas - 16,4g de proteínas

Ingredientes ajustados a: 2 porciones

- 2 cucharaditas de aceite de oliva (9 gramos)
- 170g de col rizada (4 hojas grandes, lavadas y recortadas)
- 4 huevos extragrandes (224 gramos)
- 1 pizca de sal (al gusto) (0,40 gramos)
- 1 pizca de pimienta (al gusto) (0,10 gramos)

Instrucciones basadas en 2 porciones

1. Precalentar el horno a 190°C y engrasar un molde para muffins con aceite de oliva. Dejar a un lado.
2. En una olla grande, hervir aproximadamente 4 tazas de agua. Añadir las hojas de col rizada y cocer durante 1 minuto aproximadamente. Tener a mano un bol grande con agua helada.
3. Cuando las hojas de col rizada hayan adquirido un color verde brillante y estén blandas, retíralas del agua hirviendo y sumérgelas en el agua fría para detener el proceso de cocción.
4. Retirar las hojas enfriadas del agua helada y secarlas dando golpecitos con una toalla de papel. Forrar cada taza del molde

para muffins con una hoja grande de col rizada (recortando los bordes si es necesario)

5. En cada taza forrada con col rizada, romper un huevo. Salpimentar y hornear durante 20 minutos o hasta que el huevo esté cuajado.

6. Sacar del molde y servir caliente.

AVENA Y MANZANAS

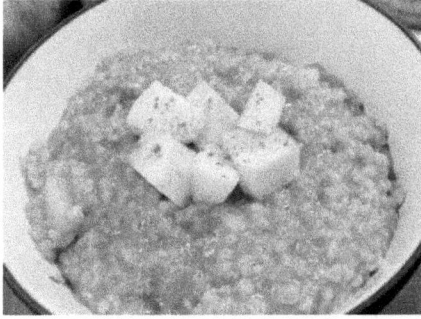

Por porción (un bol): 270 calorías - 57,3g de carbohidratos (11,1g de fibra) - 3,9g de grasas - 6,5g de proteínas

Ingredientes ajustados a: 1 bol

- 1/2 taza de copos de avena (40 gramos)
- 1 cucharadita de azúcar moreno (3,2 gramos)
- 1 manzana mediana (182 gramos)
- 1 taza de leche de almendras pura (240 gramos)

Instrucciones basadas en 1 bol

1. Pelar la manzana, quitarle el corazón y cortarla en rodajas. Mezclar con la leche de almendras y la avena.
2. Calentar en el microondas durante 45 segundos, remover y, a continuación, calentar en el microondas durante 30 segundos más. Espolvorearlo con azúcar moreno y comer.

TOSTADA DE PALTA Y HUEVO

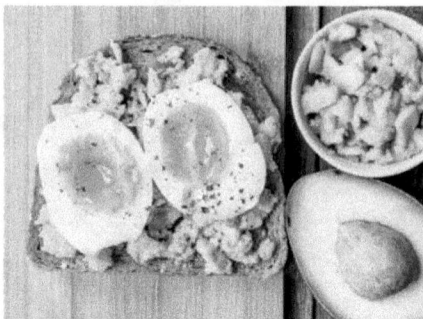

Por porción: 442 calorías - 31,9g de carbohidratos (10,6g de fibra) - 26,4g de grasas - 21,5g de proteínas

Ingredientes ajustados a: 1 porción

- 2 huevos grandes (100 gramos)
- 1/2 palta (101 gramos)
- 2 rebanadas de pan integral común (52 gramos)

Instrucciones basadas en 1 porción

1. Tostar el pan. Preparar el huevo al gusto en una sartén antiadherente a fuego medio.
2. Machacar la palta.
3. Cubrir el pan tostado con el puré de palta. Terminar con huevo y ¡a disfrutar!

11

RECETAS PARA EL ALMUERZO

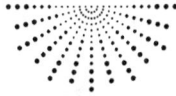

No preguntes qué puedes hacer por tu país. Pregunta qué hay para el almuerzo. – Orson Wells

E stas recetas se adaptan mejor a los métodos de AI de tiempo limitado: 12/12, 14/10 y 16/8.

ENSALADA DE PAVO

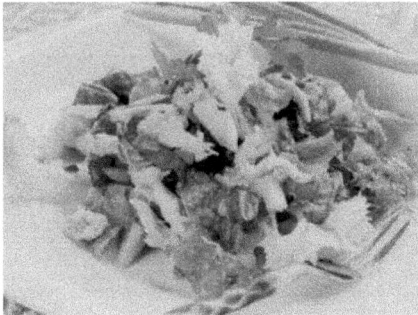

Por porción: 276 calorías - 4,1g de carbohidratos (1g de fibra) - 9,5g de grasas - 41,7g de proteínas

Ingredientes ajustados a: 1 porción

- 1 taza de pavo picado o cortado en dados, carne oscura (142 gramos)
- 1 taza de lechuga rallada (47 gramos)
- 1 cucharada de aderezo tipo mayonesa (14,7 gramos)
- 1 porción de mezcla de condimentos sin sal Table Blend (cucharadita) (1 gramos)
- 1 pizca de sal (0,40 gramos)
- 1 pizca de pimienta (0,10 gramos)
- 1 cucharadita de jugo de limón (5,1 gramos)

Instrucciones basadas en 1 porción

1. Colocar los condimentos, el jugo de limón, el pavo y la mayonesa en un bol. Mezclarlos bien. Servir encima de la lechuga.

WRAPS DE LECHUGA CON POLLO

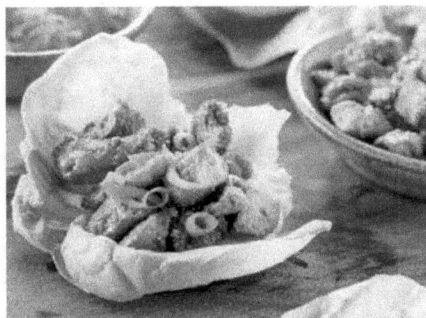

Por porción: 323 calorías - 4,1g de carbohidratos (1g de fibra) - 18,2g de grasas - 34,4g de proteínas

Ingredientes ajustados a: 1 porción

- 1/2 pechuga de pollo sin hueso ni piel (picada) (118 gramos)
- 1 cucharada de aceite de oliva (13,5 gramos)
- 1/4 taza de cebolla picada (17,8 gramos)
- 1/4 taza de requesón (56,5 gramos)
- 1 hoja de lechuga mantecosa (15 gramos)
- 1 cucharada de mostaza de dijon (15 gramos)

Instrucciones basadas en 1 porción

1. Trocear el pollo. Calentar el aceite en una sartén a fuego medio-alto y añadir el pollo a la sartén. Cocinar durante 8-12 minutos hasta que el pollo esté bien cocido y ya no esté rosado. Retirar del fuego y poner a un lado.
2. Picar las cebollas verdes y mezclarlas con el pollo y el requesón. Colocar en hojas de lechuga, sazonar con un poco de dijon, envolver y servir.
3. ¡A disfrutar!

ENSALADA DE ESPINACAS, LIMÓN Y CAMARONES

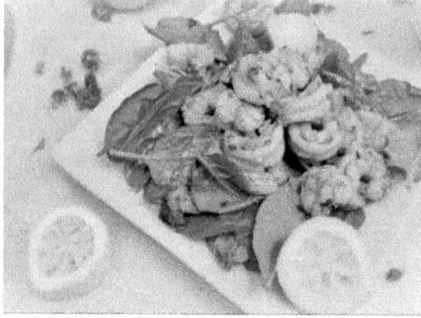

Por porción: 115 calorías - 3,1g de carbohidratos (1,3g de fibra) - 5,6g de grasas - 13,3g de proteínas

Ingredientes ajustados a: 2 porciones

- 4 tazas de espinacas (120 gramos)
- 1 cucharadita de jugo de limón (5,1 gramos)
- 2 cucharaditas de aceite de oliva (9 gramos)
- 170 g de camarones pelados y desvenados

Instrucciones basadas en 2 porciones

1. Cocer los camarones en agua hirviendo hasta que estén rosados y opacos (hechos). Retirar los caparazones si los tienen. Poner los camarones en toallas de papel para que se sequen.
2. Batir el jugo de limón y el aceite de oliva juntos. Bañar las espinacas y los camarones con este aderezo y ¡a disfrutar!

ENSALADA DE POLLO, ESPINACAS Y FRUTILLAS

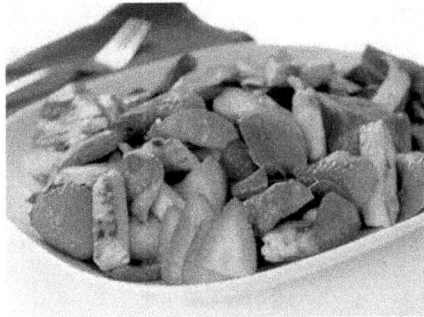

Por porción: 255 calorías - 11,7g de carbohidratos (3,3g de fibra) - 10,3g de grasas - 29,1g de proteínas

Ingredientes ajustados a: 2 porciones

- 1 pechuga de pollo sin hueso ni piel (236 gramos)
- 4 tazas de espinacas (120 gramos)
- 1 taza de frutillas cortadas a la mitad (152 gramos)
- 2/3 de cebolla roja cruda pequeña (en rodajas finas) (46,6 gramos)
- 1 cucharada de vinagre balsámico (16 gramos)
- 1 cucharada de aceite de oliva (13,5 gramos)

Instrucciones basadas en 2 porciones

1. Precalentar el horno a 204°C. Hornear el pollo durante 10-15 minutos o hasta que esté bien cocido y ya no esté rosado. Dejar reposar 5 minutos antes de cortar.
2. Mezclar todos los ingredientes en un bol y rociarlos con el aderezo para ensaladas
3. ¡A disfrutar!

LOMO DE RES Y TOMATES

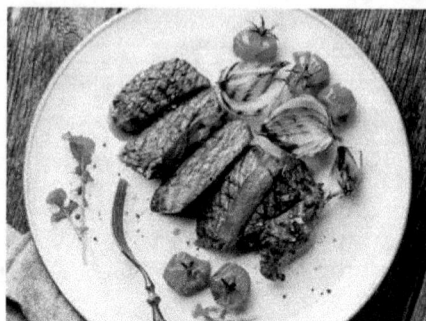

Por porción: 195 calorías - 1,7g de carbohidratos (0,5g de fibra) - 9,4g de grasas - 24,7g de proteínas

Ingredientes ajustados a: 4 porciones

- 1 1/4 cucharadita de comino molido (3 gramos)
- 1 pizca de sal (0,40 gramos)
- 1 pizca de pimienta de Cayena (0,36 gramos)
- Spray de cocina (0,30 gramos)
- 454g de lomo de res (sin grasa)
- 1 cucharada de aceite de oliva (13,5 gramos)
- 1 cucharadita de ajo picado (5 gramos)
- 1 chile jalapeño (picado) (14 gramos)
- 1/2 taza de tomates cherry (74,5 gramos)
- 1/4 taza de cilantro fresco (4 gramos)

Instrucciones basadas en 4 porciones

1. Precalentar la parrilla a temperatura alta.
2. En un plato pequeño combinar 1 cucharadita de comino, 1/2 cucharadita de sal y pimienta de cayena, y espolvorearlo sobre la carne.
3. Rociar una sartén para asar con aceite en aerosol, luego colocar la carne de res recortada con el condimento en la

sartén para asar durante unos 10 minutos. Darle la vuelta una vez y asegurarse de que está en su punto. Dejar reposar 5 minutos antes de cortar la carne diagonalmente a través de la fibra en rodajas finas.

4. Mientras se cocina, tomar una sartén antiadherente grande y calentar el aceite a fuego medio. Añadir el ajo y el jalapeño a la sartén y dejar que se cocinen durante 1 minuto. A continuación, echar en la sartén el 1/4 de cucharadita restante de comino y la sal junto con los tomates. Dejar que los tomates se ablanden durante 3 minutos, retirarlos del fuego y añadir el cilantro. Servir con la carne y ¡a disfrutar!

ENSALADA DE POLLO BBQ

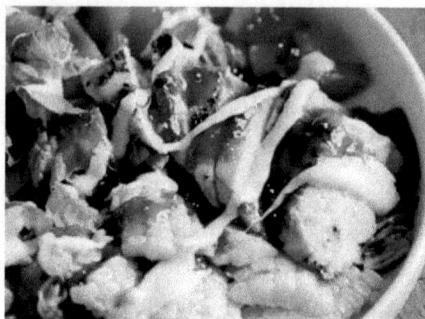

Por porción: 258 calorías - 21,8g de carbohidratos (3,9g de fibra) - 6,7g de grasas - 29,3g de proteínas

Ingredientes ajustados a: 2 porciones

- 227g de pechuga de pollo deshuesado y sin piel
- 1/2 cucharada de condimento para aves (2,2 gramos)
- Spray de cocina (0,30 gramos)
- 1 mazorca de maíz mediana (103 gramos)
- 2 tazas de lechuga rallada (94 gramos)
- 2 tomates medianos cortados en cuatro partes (246 gramos)
- 2 cucharadas de crema agria (24 gramos)
- 1 cucharada de salsa Ray's barbacoa sin azúcar (17,5 gramos)

Instrucciones basadas en 2 porciones

1. Sazonar el pollo con la mezcla de condimentos para aves. Cocinar el pollo en una parrilla o sartén rociada con aceite a fuego medio durante unos 5 minutos por cada lado, o hasta que el pollo esté bien hecho en el centro. Pasarlo a una tabla de cortar, dejarlo reposar 5 minutos y cortarlo en rodajas finas.

2. Introducir el maíz en el microondas durante 4 minutos (o se puede pelar y hervir en agua durante 5 minutos). Pelar la cáscara del maíz, luego cortar el maíz de la mazorca.
3. Dividir la lechuga, los tomates, el maíz y el pollo en dos platos.
4. Combinar la salsa BBQ con la crema agria y rociar sobre la ensalada. ¡A disfrutar!

PORTOBELLOS RELLENOS DE HAMBURGUESA CON QUESO

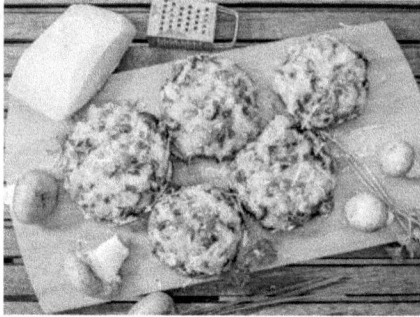

Por porción: 744 calorías - 5,3g de carbohidratos (1,4g de fibra) - 63,4g de grasas - 37,6g de proteínas

Ingredientes ajustados a: 2 porciones

- 2 champiñones portobello enteros (168 gramos)
- 284 gramos de carne picada
- 113 gramos de queso cheddar rallado
- 1 taza de espinacas (finamente picadas) (30 gramos)
- 2 cucharadas de queso parmesano rallado (10 gramos)
- 1 pizca de sal (al gusto) (0,40 gramos)
- 1 pizca de pimienta (al gusto) (0,10 gramos)

Instrucciones basadas en 2 porciones

1. Precalentar el horno a 190°C.
2. Quitar los tallos de los portobellos. Picar los tallos finamente y añadirlos a la carne picada. Con una cuchara, raspar las agallas de la parte inferior de los champiñones y desecharlas.
3. Picar finamente las espinacas y rallar el queso. Dejarlas a un lado.
4. Sazonar los champiñones con una pizca de sal y pimienta. Mezclar el queso cheddar y las espinacas con la carne picada.

Sazonar con una pizca de sal y pimienta. Formar dos hamburguesas y presionarlas sobre los champiñones portobello.

5. Colocar los champiñones rellenos en una pequeña bandeja o fuente de horno y cocinar durante 20 minutos o hasta que estén bien cocidos. Añadir el queso parmesano en la parte superior de cada uno y meter de nuevo en el horno para derretir el queso o bajo la parrilla para dorar. ¡Servir caliente y disfrutar!

ENSALADA PALEO DE POLLO Y PALTA

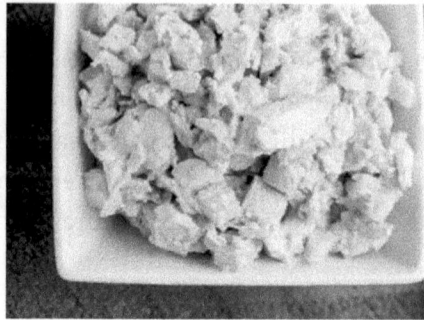

Por porción: 391 calorías - 17,6g de carbohidratos (9,9g de fibra) - 24,2g de grasas - 29,8g de proteínas

Ingredientes ajustados a: 1 porción

- 1 palta (136 gramos)
- 1 limón exprimido (47 gramos)
- 1/4 de cebolla mediana picada (27,5 gramos)
- 1 pizca de sal (0,40 gramos)
- 1 pizca de pimienta (0,10 gramos)
- 1 pechuga de pollo cocida y deshuesada sin piel (86 gramos)

Instrucciones basadas en 1 porción

1. Cortar la palta por la mitad y vaciar el centro de ambas mitades en un bol.
2. Añadir el jugo de limón y la cebolla a la palta en el bol y triturar todo junto. Con dos tenedores, desmenuzar la pechuga de pollo (o cortarla en trozos). Mezclar el pollo, la sal y la pimienta, remover y añadir a la mezcla de la palta. Probar y ajustar si es necesario. ¡Servir y disfrutar!

ENSALADA PALEO DE ATÚN Y PALTA

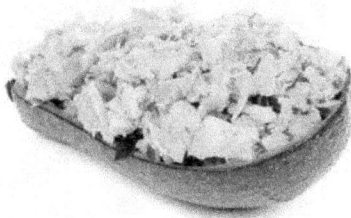

Por porción: 364 calorías - 16g de carbohidratos (9,6g de fibra) - 22,4g de grasa - 30,5g de proteína

Ingredientes ajustados a: 1 porción

- 1 palta (136 gramos)
- 1 limón exprimido (47 gramos)
- 1 cucharada de cebolla picada (10 gramos)
- 142 gramos de atún escurrido
- 1 pizca de sal (0,40 gramos)
- 1 pizca de pimienta (0,10 gramos)

Instrucciones basadas en 1 porción

1. Cortar la palta por la mitad y vaciar el centro de ambas mitades en un bol, dejando una cáscara de pulpa de palta de aproximadamente 0,6 cm de espesor en cada mitad.
2. Añadir el jugo de limón y la cebolla a la palta en el bol y triturar todo junto. Añadir el atún escurrido, sal y pimienta, y remover para mezclar. Probar y ajustar si es necesario.
3. Rellenar las cáscaras de las paltas con ensalada de atún y servir.

QUINOA MEXICANA

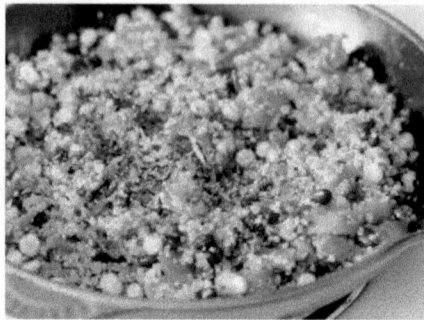

Por porción: 267 calorías - 46,1g de carbohidratos (10,2g de fibra) - 5,3g de grasas - 12,5g de proteínas

Ingredientes ajustados a: 4 porciones

- 1 cucharada de aceite de oliva (13,5 gramos)
- 2 dientes de ajo picados (6 gramos)
- 1 taza de quinoa (170 gramos)
- 1 1/2 tazas de caldo de verduras (360 gramos)
- 2 tazas de frijoles negros escurridos (388 gramos)
- 1 3/4 tazas de tomates picados (422 gramos)
- 1 taza de granos de maíz (164 gramos)
- 1 cucharadita de chile en polvo (2,6 gramos)
- 1/2 cucharadita de comino molido (1,5 gramos)
- 1 pizca de sal (0,40 gramos)
- 1 pizca de pimienta (0,10 gramos)
- Jugo de 1 lima (44 gramos)
- 1 cucharada de cilantro fresco (1 gramo)

Instrucciones basadas en 4 porciones

1. Calentar el aceite de oliva en una sartén grande a fuego medio-alto. Añadir el ajo y cocinar, removiendo con

frecuencia, hasta que esté fragante, aproximadamente 1 minuto.

2. Añadir la quinoa, el caldo de verduras, los frijoles, los tomates, el maíz, el chile en polvo y el comino; sazonar con sal y pimienta al gusto. Llevar a ebullición; tapar, reducir el fuego y cocer a fuego lento hasta que la quinoa esté bien cocida, unos 20 minutos.

3. Añadir el jugo de lima y el cilantro. Servir inmediatamente.

12
RECETAS PARA LA CENA

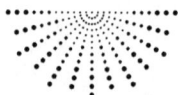

Todo gran cambio en América comienza en la mesa del comedor. – Ronald Reagan

E stas recetas son válidas para todos los métodos de AI mencionados en este libro, pero son especialmente útiles para los ayunos más prolongados, como los métodos 20/4, 5/2, *Eat Stop Eat* y el ayuno de días alternos.

POLLO GLASEADO CON JARABE DE ARCE

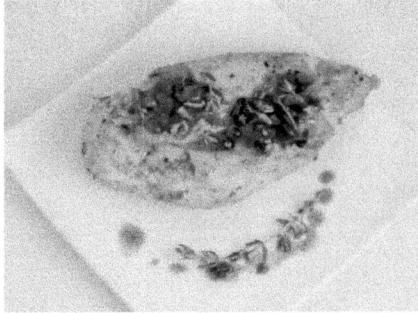

Por porción: 351 calorías - 10,6g de carbohidratos (0,4g de fibra) - 8,9g de grasas - 53,5g de proteínas

Ingredientes ajustados a: 2 porciones

- 1 cucharada de jarabe de arce (20 gramos)
- 1 cucharada de salsa Hoisin (16 gramos)
- 1 cucharadita de mostaza de dijon (5 gramos)
- 1/4 cucharadita de pimienta (0,53 gramos)
- 1 cucharadita de aceite vegetal (4,7 gramos)
- 2 pechugas de pollo sin hueso ni piel (472 gramos)

Instrucciones basadas en 2 porciones

1. Precalentar el horno a 204°C.
2. Combinar los 4 primeros ingredientes en un bol pequeño; mezclar con un batidor o una cuchara.
3. Colocar el pollo en una sartén para asar previamente engrasada con aceite. Pintar con la mezcla de jarabe de arce. Hornear de 10 a 15 minutos, pincelando con el jarabe a los 5 minutos y de nuevo a los 10 minutos. Cocinar hasta que los jugos salgan transparentes y el pollo ya no esté rosado, y la temperatura interna sea de 73°C.
4. Verter la salsa (Paso 2) sobre el pollo y servir. ¡A disfrutar!

SOLOMILLO A LA PIMIENTA CON CHAMPIÑONES

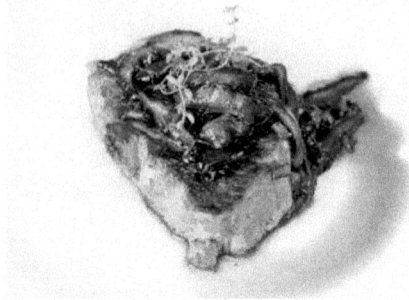

Por porción: 326 calorías - 2,8g de carbohidratos (1g de fibra) - 24,2g de grasas - 23,8g de proteínas

Ingredientes ajustados a: 4 porciones

- 454g de solomillo de ternera cortado en 4 porciones
- 1 cucharadita de pimienta (2,1 gramos)
- 1 cucharada de aceite de oliva (13,5 gramos)
- 1/4 taza de caldo de carne (60 gramos)
- 3 tazas de champiñones cortados en dados (258 gramos)

Instrucciones basadas en 4 porciones

1. Quitar la grasa de los solomillos. Untar ambos lados con pimienta. En una sartén grande, calentar el aceite de oliva a fuego medio-alto.
2. Añadir los solomillos y bajar el fuego a medio. Cocinar a la temperatura deseada, 7 a 9 minutos para poco hecha (62°C), a punto medio (71°C), dándoles la vuelta una vez a mitad de cocción.
3. Poner los solomillos en una fuente de servir y mantenerlos calientes.
4. Añadir el caldo de carne a la sartén. Cocer y remover hasta que burbujee para desprender los trocitos dorados del fondo

de la sartén. Añadir los champiñones y cocer a fuego lento, sin tapar, durante 4 minutos. Verter la salsa sobre los solomillos y servir.

PIMIENTOS RELLENOS CON PHILLY CHEESESTEAK

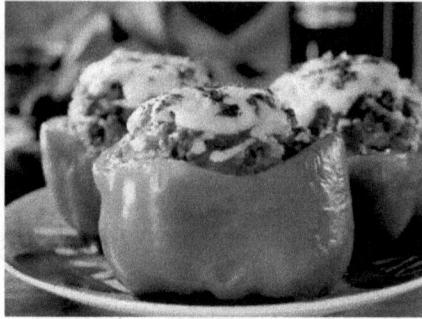

Por porción (un pimiento): 442 calorías - 9,7g de carbohidratos (2,4g de fibra) - 30,2g de grasas - 33,7g de proteínas

Ingredientes ajustados a: 4 pimientos (4 porciones)

- 227g de carne vacuna redonda
- 8 rebanadas de queso provolone (224 gramos)
- 2 pimientos verdes grandes (328 gramos)
- 1 cebolla mediana (110 gramos)
- 1 1/2 tazas de champiñones enteros (144 gramos)
- 2 cucharadas de mantequilla (28,4 gramos)
- 2 cucharadas de aceite de oliva (27 gramos)
- 1 cucharada de ajo (8,5 gramos)

Instrucciones basadas en 4 porciones

1. Cortar los pimientos por la mitad a lo largo, quitar las nervaduras y las semillas. Poner a un lado.
2. Cortar las cebollas y los champiñones en láminas. Saltearlos a fuego medio con mantequilla, aceite de oliva, ajo picado y un poco de sal y pimienta. Saltear hasta que las cebollas y los champiñones estén bien caramelizados. Unos 25-30 minutos.
3. Precalentar el horno a 204°C.

4. Cortar la carne en tiras finas y añadir la mezcla de cebolla y champiñones. Dejar cocer de 5 a 10 minutos.
5. Cubrir el interior de cada pimiento con una rebanada de queso provolone.
6. Rellenar cada pimiento con la mezcla de carne hasta casi rebosar. Cubrir cada pimiento con otra rebanada de queso provolone.
7. Hornear durante 15-20 minutos hasta que el queso de la parte superior esté dorado.

POLLO A LA PARRILLA CUBIERTO DE ESPINACAS Y CHAMPIÑONES

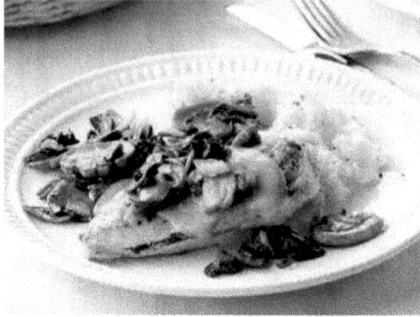

Por porción: 379 calorías - 2,4g de carbohidratos (0,7g de fibra) - 13,5g de grasas - 58,3g de proteínas

Ingredientes ajustados a: 4 porciones

- 3 tazas de espinacas tiernas (85 gramos)
- 1 3/4 tazas de champiñones troceados (168 gramos)
- 3 tallos de cebollas verdes (3 cebollas verdes cortadas en rodajas) (36 gramos)
- 1 cucharada de aceite de oliva (13,5 gramos)
- 4 pechugas de pollo sin hueso ni piel (944 gramos)
- 1 pizca de sal (0,40 gramos)
- 1 pizca de pimienta (0,10 gramos)
- 56 gramos de queso provolone (2 rebanadas, partidas por la mitad)

Instrucciones basadas en 4 porciones

1. Precalentar la parrilla a fuego medio.
2. En una sartén grande, saltear las espinacas, los champiñones y las cebollas en aceite hasta que los champiñones estén tiernos. Apartar y mantener calientes. Espolvorear el pollo con sal y pimienta.

3. Colocar el pollo en una rejilla engrasada. Asar a la parrilla con la tapa puesta durante unos 4-5 minutos por cada lado o hasta que un termómetro para carne indique 74°C.

4. Cubrir con el queso. Tapar y gratinar 2-3 minutos más o hasta que el queso esté fundido. Cubrir las pechugas de pollo con la mezcla de espinacas y champiñones. ¡A disfrutar!

POLLO AL HORNO CON ESPINACAS, PERAS Y QUESO AZUL

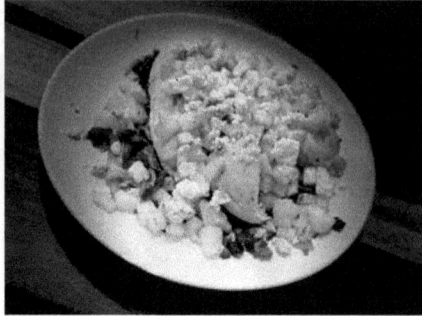

Por porción: 404 calorías - 21,4g de carbohidratos (4,6g de fibra) - 20,8g de grasas - 33,4g de proteínas

Ingredientes ajustados a: 4 porciones

- 2 filetes de pechuga de pollo cortados por la mitad (472 gramos)
- 3 cucharadas de aceite de oliva (40,5 gramos)
- 1/2 taza de cebolla morada picada (80 gramos)
- 4 tazas de espinacas (120 gramos)
- 2 cucharadas de vinagre (29,8 gramos)
- 2 peras grandes sin piel (460 gramos)
- 2 cucharadas de perejil (7,6 gramos)
- 3/4 de taza de queso azul desmenuzado (101 gramos)

Instrucciones basadas en 4 porciones

1. Precalentar el horno a 190°C. Colocar la pechuga de pollo en posición horizontal sobre una superficie plana y cortarla lentamente en sentido horizontal por la parte más gruesa hasta obtener 4 pechugas de pollo. Sazonar generosamente cada pechuga con sal y pimienta. En una sartén grande a prueba de horno, calentar 1 cucharada de aceite de oliva y

dorar las pechugas de 2 a 3 minutos por cada lado hasta que estén ligeramente doradas. Meter la sartén en el horno y hornear hasta que el pollo esté bien hecho, unos 15 minutos.

2. Cortar las peras en rodajas y ponerlas a un lado. Mientras se cocina el pollo, calentar 1 cucharada de aceite de oliva en una sartén grande a fuego medio y saltear la cebolla morada hasta que se ablande, de 2 a 3 minutos. Añadir las espinacas y remover hasta que se marchiten. Sazonar con sal y pimienta y transferir a un plato grande o dividir uniformemente entre 4 platos.

3. Limpiar la sartén y calentar la cucharada restante de aceite de oliva con vinagre. Añadir las peras y calentar suavemente hasta que estén calientes. Incorporar el perejil. Colocar las pechugas de pollo cocidas sobre las espinacas. Cubrir con rodajas de pera calentadas y unas 2 cucharadas de queso azul por pechuga.

PECHUGA DE POLLO A LA PARRILLA CON LIMÓN

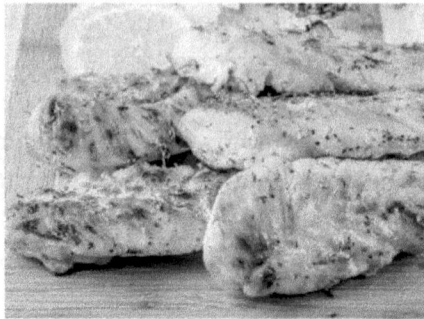

Por porción: 201 calorías - 0,81g de carbohidratos - 10g de grasas - 26g de proteínas

Ingredientes ajustados a: 4 porciones

- 3 cucharadas de jugo de limón (45 gramos)
- 2 cucharadas de aceite de oliva (27 gramos)
- 2 dientes de ajo picados (6 gramos)
- 454g de pechugas de pollo deshuesadas y sin piel
- 1 pizca de sal (0,40 gramos)
- 1 pizca de pimienta (0,10 gramos)
- Spray de cocina (0,30 gramos)

Instrucciones basadas en 4 porciones

1. Preparar la parrilla a fuego medio-alto. Mezclar los 4 primeros ingredientes en una bolsa de plástico grande con cierre y cerrarla. Dejar marinar en el refrigerador durante 30 minutos, dándole la vuelta de vez en cuando. Sacar el pollo de la bolsa y desechar la marinada. Espolvorear el pollo uniformemente con sal y pimienta.
2. Colocar el pollo en una parrilla cubierta con aceite en aerosol; asar 6 minutos por cada lado o hasta que esté bien cocido y ya no esté rosado.

3. ¡A disfrutar!

SALMÓN A LA PARRILLA CON MANTEQUILLA DE ENELDO

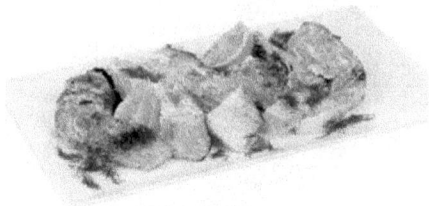

Por porción: 411 calorías - 2,9g de carbohidratos (1,3g de fibra) - 29,4g de grasas - 34,2g de proteínas

Ingredientes ajustados a: 4 porciones

- 680g de salmón del atlántico con piel
- 2 cucharadas de aceite vegetal (28 gramos)
- 1 limón en rodajas (108 gramos)
- 2 cucharaditas de eneldo fresco picado (0,37 gramos)
- 1/4 taza de mantequilla a temperatura ambiente (56,8 gramos)
- 1 pizca de sal (0,40 gramos)

Instrucciones basadas en 4 porciones

1. Retirar el salmón del refrigerador y espolvorearlo con un poco de sal. Dejarlo reposar a temperatura ambiente mientras se precalienta la parrilla a fuego alto.
2. Mientras se calienta la parrilla, mezclar el eneldo fresco con la mantequilla en un bol pequeño.
3. Cuando la parrilla esté caliente, quitar el polvo de las rejillas con un cepillo para parrillas. Verter un poco de aceite vegetal en una toalla de papel y utilizar unas pinzas para limpiar las rejillas de la parrilla. Untar el salmón con las 2 cucharadas de aceite restantes y colocarlo, con la piel hacia arriba, sobre las

rejillas. Asar a fuego fuerte durante 2-4 minutos, dependiendo del grosor de las piezas de salmón. Dar la vuelta al salmón con cuidado con una espátula. Si se utiliza una parrilla de gas, reducir el fuego a medio. Si se utiliza una parrilla de carbón, mover el salmón a la parte más fría de la misma. Tapar y asar durante otros 3-5 minutos, dependiendo de lo hecho que se prefiera el salmón.

4. Para servir, colocar unas rodajas finas de limón en cada plato. Retirar las piezas de salmón de la parrilla y colocarlas sobre las rodajas de limón. Cubrir cada pieza de salmón con una cucharada de mantequilla de eneldo y servir.

POLLO CON BRÓCOLI

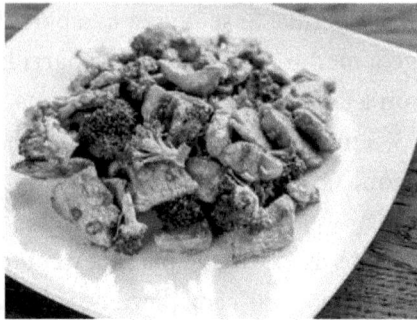

Por porción: 352 calorías - 7,2g de carbohidratos (2,2g de fibra) - 10g de grasa - 56,4g de proteína

Ingredientes ajustados a: 4 porciones

- 3 tazas de brócoli picado (273 gramos)
- 1/2 taza de cebollas picadas (80 gramos)
- 1 cucharada de aceite de oliva (13,5 gramos)
- 4 pechugas de pollo sin hueso ni piel (944 gramos)
- 1/2 taza de caldo de pollo (120 gramos)
- 3 cucharadas de salsa de soja (48 gramos)

Instrucciones basadas en 4 porciones

1. Picar el brócoli. Poner agua a hervir en una cazuela con bandeja de vapor. Colocar el brócoli, tapar y cocer al vapor durante 4-6 minutos hasta que haya alcanzado la ternura deseada. Enjuagar con agua fría y dejar reposar.
2. En una sartén de 25cm o un wok, calentar el aceite. Añadir la cebolla y cocinar hasta que esté transparente. Añadir el brócoli y cocinar, removiendo con frecuencia, hasta que la cebolla empiece a caramelizarse. Retirar de la sartén y volver a ponerla al fuego.

3. Trocear el pollo. Añadir a la sartén y cocinar hasta que ya no esté rosado. Devolver las verduras a la sartén y mezclar bien.
4. Añadir el caldo de pollo y la salsa de soja.
5. ¡Comer caliente y disfrutar!

POLLO CON QUESO Y ESPINACAS

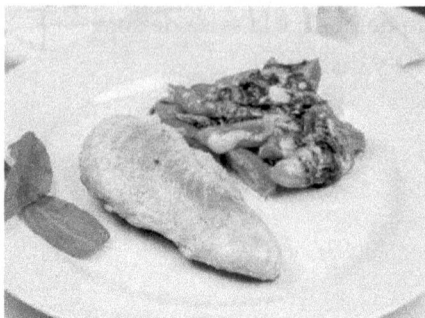

Por porción: 508 calorías - 7,7g de carbohidratos (2,4g de fibra) - 24,7g de grasas - 62,2g de proteínas

Ingredientes ajustados a: 1 porción

- 1 cucharada de aceite de oliva (13,5 gramos)
- 1 pechuga de pollo sin hueso ni piel (236 gramos)
- 1 taza de espinacas (30 gramos)
- 1 taza de tomates cherry (149 gramos)
- 28,4g de queso mozzarella

Instrucciones basadas en 1 porción

1. Calentar el aceite de oliva en una sartén a fuego medio-alto. Añadir el pollo y cocinar durante unos 5-7 minutos. Voltear el pollo y seguir cocinando otros 5-7 minutos hasta que la temperatura interna alcance los 74°C.
2. Mientras se cocina el pollo, cortar los tomates y las espinacas en trozos del tamaño de un bocado.
3. Saltear las verduras en una sartén aparte, sazonar con sal al gusto.
4. Desmenuzar o rallar la mozzarella y añadirla a la sartén.
5. Cuando el pollo esté listo, retirarlo del fuego. Puedes sofreír el pollo o rellenarlo con la mezcla de verduras y queso.

COLES DE BRUSELAS GRATINADAS CON TOCINO

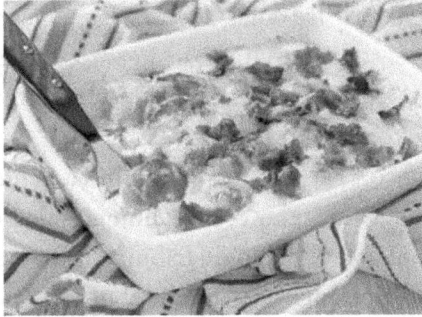

Por porción: 266 calorías - 6g de carbohidratos (2,2g de fibra) - 23,2g de grasas - 9,5g de proteínas

Ingredientes ajustados a: 8 porciones

- 3 cucharadas de mantequilla (1 cucharada, cortada en trozos) (28,4 gramos)
- 227g de tocino
- 453g de coles de bruselas (sin las hojas exteriores ni los tallos)
- 1/8 cucharadita de copos de pimiento rojo triturados (0,040 gramos)
- 1 pizca de pimienta (0,10 gramos)
- 1 pizca de sal (0,40 gramos)
- 1/2 taza de crema de leche batida (119 gramos)
- 1/2 taza de queso cheddar rallado (56,5 gramos)

Instrucciones basadas en 8 porciones

1. Precalentar el horno a 204°C.
2. Quitar las hojas exteriores marrones de las coles de bruselas y recortar los tallos. Dejar a un lado.
3. Utilizar 2 cucharadas de mantequilla para engrasar una fuente de horno de 2 cuartos.

4. Poner una olla grande con agua a hervir y añadir la sal. Añadir las coles de bruselas y cocerlas hasta que estén tiernas, de 8 a 10 minutos. Escurrir las coles de bruselas y picarlas en trozos grandes. Freír el tocino en una sartén antiadherente o de hierro fundido hasta que esté crujiente y, a continuación, cortarlo en trozos grandes.

5. Transferir los brotes y la mitad del tocino a la fuente del horno preparada y mezclar con las hojuelas de pimiento rojo, sal y pimienta al gusto, luego distribuir uniformemente. Verter la crema por encima y añadir el queso rallado, el tocino desmenuzado y salpicar con una cucharada de mantequilla cortada.

6. Hornear hasta que esté burbujeante y dorado, unos 15 minutos. Retirar del horno. ¡Servir y disfrutar!

FILETE MIGNON GLASEADO CON VINAGRE BALSÁMICO Y VINO TINTO

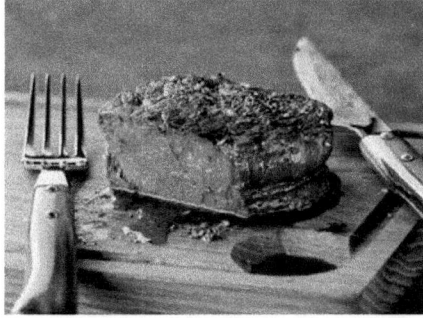

Por porción: 222 calorías - 6,5g de carbohidratos (0,1g de fibra) - 6,7g de grasas - 25,3g de proteínas

Ingredientes ajustados a: 2 porciones

- 227g de filetes de solomillo de res
- 1/2 cucharadita de pimienta (1,1 gramos)
- 1 cucharadita de sal (6 gramos)
- 1/4 taza de vinagre balsámico (63,8 gramos)
- 58,8g de vino tinto

Instrucciones basadas en 2 porciones

1. Espolvorear pimienta recién molida por ambos lados de cada filete, y espolvorear con sal al gusto.
2. Calentar una sartén antiadherente a fuego medio-alto. Colocar los filetes en la sartén caliente y cocinar durante 1 minuto por cada lado, o hasta que estén dorados. Reducir el fuego a medio-bajo y añadir el vinagre balsámico y el vino tinto. Tapar y cocinar 4 minutos por cada lado, rociando con la salsa al dar la vuelta a la carne.
3. Retirar los filetes a dos platos calientes, verter una cucharada de glaseado sobre cada uno y servir inmediatamente.

BRÓCOLI AL VAPOR CON LIMÓN

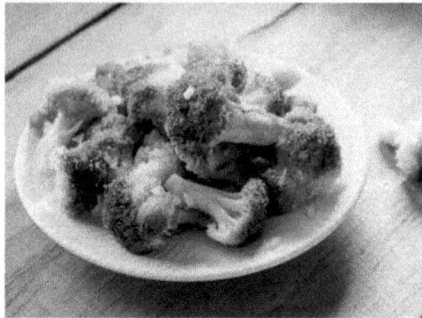

Por porción: 89 calorías - 11,7g de carbohidratos (4,6g de fibra) - 4g de grasas - 4,8g de proteínas

Ingredientes ajustados a: 4 porciones

- 680g de brócoli
- 1 cucharadita de sal (6 gramos)
- 1 cucharadita de pimienta (2,1 gramos)
- 1 cucharada de aceite de oliva (13,5 gramos)
- 1/2 cucharadita de jugo de limón (2,5 gramos)

INSTRUCCIONES BASADAS EN 4 PORCIONES

1. Cortar el brócoli en grandes ramitos.
2. Colocar el brócoli en una cesta de cocción al vapor sobre agua hirviendo; tapar y cocer al vapor durante 3 minutos.
3. Quitar la tapa un momento y cocer, parcialmente tapado, hasta que los tallos estén tiernos y firmes, otros 8-10 minutos.
4. Retirar a una fuente; sazonar con sal y pimienta, aceite de oliva y el jugo de limón.
5. Esta receta puede utilizarse como guarnición de muchos de los platos mencionados anteriormente.

13

IDEAS PARA LA MERIENDA

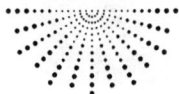

Todos mis conocidos buscan consuelo, esperanza y un rico aperitivo. – Maira Kalman

Estas ideas de aperitivos son las más adecuadas para los métodos de tiempo restringido de 16/8, 14/10, 12/12, y los métodos de ayuno más largos de 5/2, y ayuno en días alternos.

HORMIGAS EN UN TRONCO

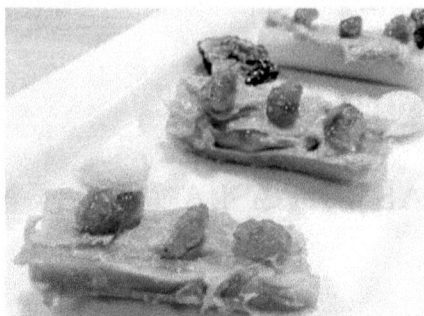

Por porción: 417 calorías - 43,3g de carbohidratos (5,9g de fibra) - 25g de grasa - 12,8g de proteína

Ingredientes ajustados a: 1 porción

- 2 tallos grandes de apio (128 gramos)
- 3 cucharadas de mantequilla de maní (48 gramos)
- 1/4 taza de pasas de uva (36,3 gramos)

Instrucciones basadas en 1 porción

1. Lavar el apio, untar mantequilla de maní en el interior del apio. Colocar las pasas en la mantequilla de maní y ¡a disfrutar!

MANZANAS Y MANTEQUILLA DE ALMENDRA

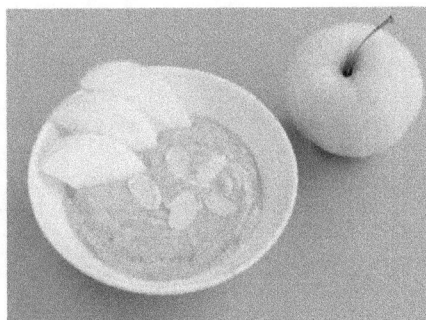

Por porción: 291 calorías - 31,1g de carbohidratos (7,7g de fibra) - 18,1g de grasas - 7,2g de proteínas

Ingredientes ajustados a: 1 manzana

- 2 cucharadas de mantequilla de almendras (32 gramos)
- 1 manzana mediana (182 gramos)

Instrucciones basadas en 1 manzana

1. Descorazonar y cortar en cuartos una manzana mediana. Untar con mantequilla de almendras y disfrutar.

CUBITOS DE MANZANA CON CANELA

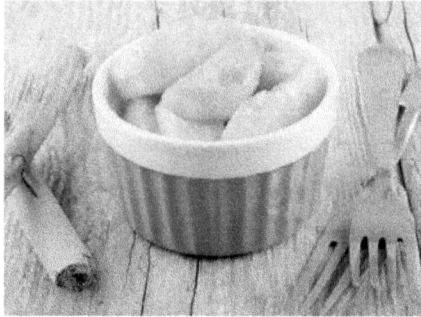

Por porción: 81 calorías - 21,6g de carbohidratos (2,8g de fibra) - 0,2g de grasa - 0,5g de proteína

Ingredientes ajustados a: 1 porción

- 1 manzana mediana (161 gramos)
- 1/2 cucharadita de canela (1,3 gramos)

Instrucciones basadas en 1 porción

1. Cortar la manzana (con o sin piel) en trozos del tamaño de un bocado.
2. Poner la manzana troceada en un recipiente con tapa.
3. Espolvorear la canela, tapar el recipiente y agitar suavemente para que la canela cubra la manzana.
4. Comer y disfrutar inmediatamente.

MANZANA CON YOGUR DE VAINILLA Y CANELA

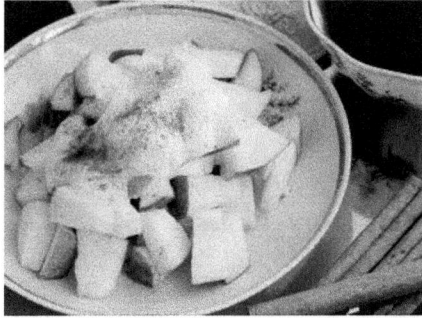

Por porción (una manzana): 309 calorías - 61g de carbohidratos (5,8g de fibra) - 3,4g de grasas - 12,6g de proteínas

Ingredientes ajustados a: 1 manzana

- 1 manzana mediana (182 gramos)
- 1 cucharadita de canela (2,6 gramos)
- 245g de yogur de vainilla (1 taza)

Instrucciones basadas en 1 manzana

1. Descorazonar y trocear una manzana mediana. Mezclarla con el yogur y espolvorear la canela. ¡A disfrutar!

PUDÍN DE CHOCOLATE PALEO Y KETO

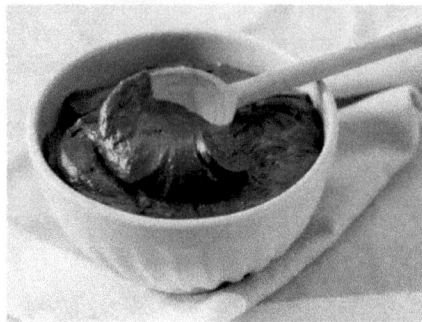

Por porción: 497 calorías - 17g de carbohidratos (11,3g de fibra) - 49,1g de grasa - 4,7g de proteína

Ingredientes ajustados a: 2 porciones

- 1/2 taza de leche de coco (120 gramos)
- 2 paltas, sin piel ni hueso (272 gramos)
- 1 cucharadita de extracto de vainilla (4,2 gramos)
- 1 cucharadita de cacao en polvo (1,8 gramos)
- 2 pizcas de sal (0,80 gramos)
- 4 cucharaditas de aceite de coco (18 gramos)

Instrucciones basadas en 2 porciones

1. Añadir la leche de coco, el aceite de coco y el cacao en polvo a una olla a fuego medio. Calentar, batiendo para combinar, hasta que los ingredientes se hayan incorporado. Retirar del fuego.
2. Añadir el extracto de vainilla y la sal. Añadir la palta y licuar con una batidora de inmersión. Alternativamente, transferir a un procesador de alimentos y mezclar hasta que quede suave.
3. Disfrutar a temperatura ambiente o enfriar.

MUFFIN DE ARÁNDANOS

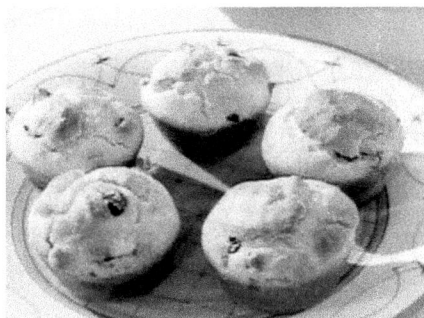

Por porción (una magdalena): 171 calorías - 12,4g de carbohidratos (3,9g de fibra) - 9,5g de grasa - 11,3g de proteína

Ingredientes ajustados a: 6 porciones (6 magdalenas)

- Spray de cocina (0,30 gramos)
- 2 cucharadas de salvado de trigo (7,3 gramos)
- 1 taza de harina de soja (105 gramos)
- 1 cucharadita de levadura en polvo (5 gramos)
- 3 cucharaditas de azúcar de caña sin refinar (12 gramos)
- 2 huevos extra grandes a temperatura ambiente (112 gramos)
- 1/2 taza de crema de leche para batir (119 gramos)
- 80g de Club Soda
- 1/2 taza de arándanos (74 gramos)

Instrucciones basadas en 6 porciones

1. Precalentar el horno a 190°C.
2. Rociar un molde para 6 muffins con aceite en aerosol. Espolvorear uniformemente el molde con la mezcla de salvado de trigo y harina de soja, teniendo cuidado de cubrir también las paredes de los moldes para evitar que se peguen.
3. En un bol, mezclar con un batidor todos los ingredientes restantes, excepto los arándanos, hasta obtener una mezcla

homogénea. A continuación, incorporar los arándanos y rellenar uniformemente los 6 moldes para magdalenas con la masa. Colocar en la rejilla central del horno y hornear de 20 a 25 minutos, o hasta que la parte superior esté dorada y al introducir un palillo en el centro éste salga limpio. Servir calientes con mantequilla o fríos con queso crema.

ARÁNDANOS CONGELADOS EN YOGUR

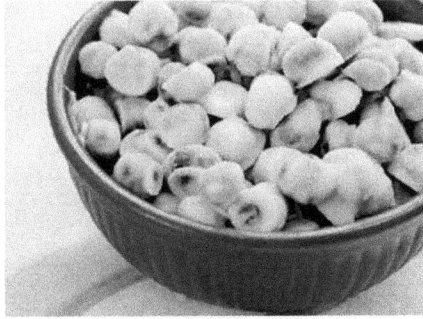

Por porción: 175 calorías - 35g de carbohidratos - 2g de grasas - 7g de proteínas

Ingredientes ajustados a: 2 porciones

- 1 cucharada de azúcar (12,6 gramos)
- 245g de yogur de vainilla (griego o normal) (1 taza)
- 120 bayas de arándanos (163 gramos)

Instrucciones basadas en 2 porciones

1. Cubrir una bandeja para hornear con papel de horno y dejar a un lado.
2. En un bol mediano, mezclar el azúcar y el yogur.
3. Incorporar suavemente los arándanos para cubrirlos con el yogur. Con un tenedor, recogerlos y eliminar el exceso.
4. Colocar los arándanos en la bandeja con cuidado de que no se toquen.
5. Congelar la bandeja hasta que los arándanos estén completamente congelados, aproximadamente 1 hora.
6. Guardar en el congelador las sobras dentro de un recipiente hermético.

BATIDO DE MANGO

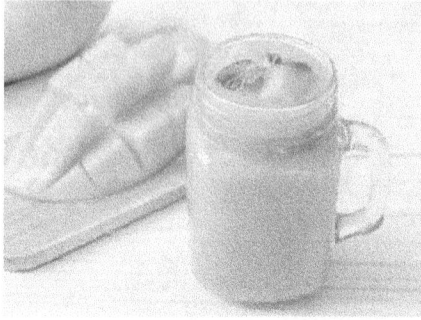

Por porción: 170 calorías - 39,9g de carbohidratos (6g de fibra) - 1,2g de grasa - 3,4g de proteína

Ingredientes ajustados a: 2 porciones (2 batidos)

- 2 mangos sin piel ni hueso (414 gramos)
- 2 tazas de agua de coco (480 gramos)
- 2 tazas de cubitos de hielo (474 gramos)

Instrucciones

1. Combinar todos los ingredientes en una licuadora y triturar hasta que quede suave. ¡A disfrutar!

YOGUR GRIEGO CON ARÁNDANOS, NUECES Y MIEL

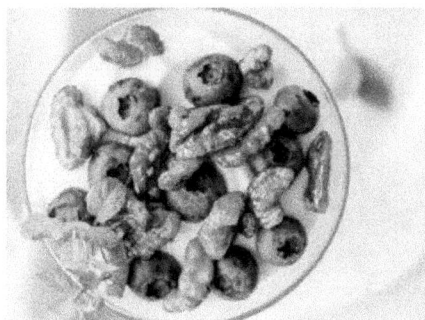

Por porción: 405 calorías - 18,4g de carbohidratos (3g de fibra) - 30,6g de grasas - 17,7g de proteínas

Ingredientes ajustados a: 1 porción

- 1/4 taza de arándanos (37 gramos)
- 1 cucharadita de miel (7,1 gramos)
- 1/4 taza de nueces picadas (31,3 gramos)
- 1/2 taza de yogur griego (120 gramos)

Instrucciones basadas en 1 porción

1. Mezclar los ingredientes y ¡a disfrutar!

TARTA DE ARROZ CON FRUTILLAS Y MIEL

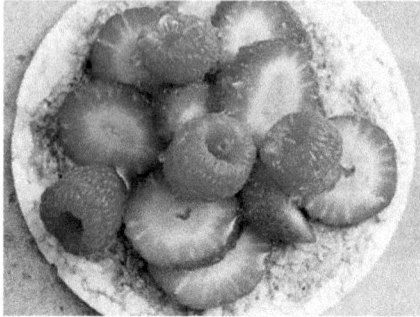

Por porción: 125 calorías - 31g de carbohidratos (2,1g de fibra) - 0,5g de grasa - 1,4g de proteína

Ingredientes ajustados a: 1 porción

- ½ taza de frutillas cortadas en rodajas (83 gramos)
- 1 cucharada de miel (21 gramos)
- 1 torta de arroz (9 gramos)

Instrucciones basadas en 1 porción

1. Cortar las frutillas en rodajas. Colocarlas sobre el pastel de arroz y rociar con miel. ¡A disfrutar!

SOPA DE ESPINACAS Y PALTA

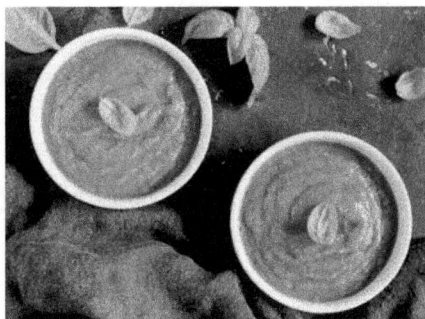

Por porción: 154 calorías - 7,3g de carbohidratos (5,1g de fibra) - 13,2g de grasa - 1,9g de proteína

Ingredientes ajustados a: 1 porción

- 2 tazas de espinacas bebé (56,7 gramos)
- 1/2 palta sin piel ni hueso (68 gramos)
- 160g de leche de coco sin azúcar (2/3 de taza)

Instrucciones basadas en 1 porción

1. Mezclar y servir con los ingredientes deseados. ¡A disfrutar!

14

PLAN DE COMIDAS DE 21 DÍAS

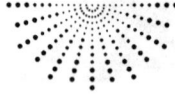

Eres lo que comes, así que no seas rápido, barato, fácil o falso. – Anónimo

El método de AI 16/8 es el más popular y habitual para que la gente comience su viaje de AI. Por lo tanto, el plan de alimentación descrito en este capítulo se basará en el método 16/8 utilizando las comidas que se encuentran en los capítulos de recetas.

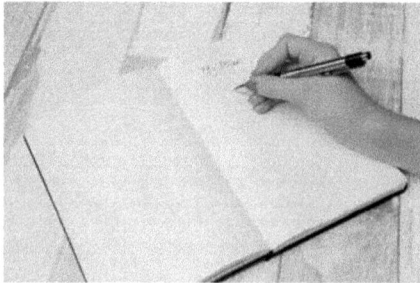

EJEMPLO DE PLAN DE COMIDAS 16/8

SEMANA 1

Lunes

- Desayuno: Huevos revueltos con espinacas y queso
- Almuerzo: Ensalada de pollo BBQ
- Merienda: Hormigas en un tronco
- Cena: Salmón a la parrilla con mantequilla de eneldo

Martes

- Desayuno: Batido proteico de frutos rojos y zanahoria
- Almuerzo: Ensalada de pavo
- Merienda: Hormigas en un tronco
- Cena: Pollo glaseado con jarabe de arce

Miércoles

- Desayuno: Requesón y compota de manzana
- Almuerzo: Wraps de lechuga con pollo
- Merienda: Manzanas y mantequilla de almendra
- Cena: Solomillo a la pimienta con champiñones

Jueves

- Desayuno: Batido de yogur de frutilla
- Almuerzo: Ensalada de espinacas, limón y camarones
- Merienda: Cubitos de manzana con canela
- Cena: Pimientos rellenos con Philly Cheesesteak

VIERNES

- Desayuno: Huevos revueltos con espinacas y queso
- Almuerzo: Ensalada de pollo, espinacas y frutillas
- Merienda: Sopa de espinacas y palta
- Cena: Pollo a la parrilla cubierto de espinacas y champiñones

Sábado

- Desayuno: Tacos de desayuno keto
- Almuerzo: Ensalada de pollo BBQ
- Merienda: Pudín de chocolate paleo y keto
- Cena: Salmón a la parrilla con mantequilla de eneldo

Domingo

- Desayuno: Muffin de espinacas y salchichas
- Almuerzo: Portobellos rellenos de hamburguesa con queso
- Merienda: Muffin de arándanos
- Cena: Pollo con brócoli

SEMANA 2

Lunes

- Desayuno: Tazas de huevo con col rizada
- Almuerzo: Ensalada paleo de pollo y palta
- Merienda: Arándanos congelados en yogur
- Cena: Pollo con queso y espinacas

Martes

- Desayuno: Avena y manzanas
- Almuerzo: Ensalada paleo de atún y palta
- Merienda: Tarta de arroz con frutillas y miel
- Cena: Coles de bruselas gratinadas con tocino

Miércoles

- Desayuno: Tostadas con huevos hervidos
- Almuerzo: Quinoa mexicana
- Merienda: Hormigas en un tronco
- Cena: Filete mignon glaseado con vinagre balsámico y vino tinto

Jueves

- Desayuno: Muffin de banana y mantequilla de maní
- Almuerzo: Ensalada de pollo BBQ
- Merienda: Pudín de chocolate paleo y keto
- Cena: Pollo al horno con espinacas, peras y queso azul

VIERNES

- Desayuno: Tazas de huevo con col rizada
- Almuerzo: Wraps de lechuga con pollo
- Merienda: Batido de mango
- Cena: Pimientos rellenos con Philly Cheesesteak

Sábado

- Desayuno: Batido de yogur de frutilla
- Almuerzo: Ensalada de espinacas, limón y frutillas
- Merienda: Manzanas y mantequilla de almendra
- Cena: Solomillo a la pimienta con champiñones

Domingo

- Desayuno: Tacos de desayuno keto
- Almuerzo: Portobellos rellenos de hamburguesa con queso
- Merienda: Hormigas en un tronco
- Cena: Pechuga de pollo a la parrilla con limón

SEMANA 3

Lunes

- Desayuno: Avena y manzanas
- Almuerzo: Ensalada de pavo
- Merienda: Arándanos congelados en yogur
- Cena: Pollo glaseado con jarabe de arce

Martes

- Desayuno: Muffin de espinacas y salchichas
- Almuerzo: Lomo de res y tomates
- Merienda: Muffin de arándanos
- Cena: Coles de bruselas gratinadas con tocino

Miércoles

- Desayuno: Tacos de desayuno keto
- Almuerzo: Ensalada paleo de atún y palta
- Merienda: Cubitos de manzana con canela
- Cena: Pollo al horno con espinacas, peras y queso azul

Jueves

- Desayuno: Avena y manzanas
- Almuerzo: Quinoa mexicana
- Merienda: Batido de mango
- Cena: Pollo con brócoli

VIERNES

- Desayuno: Muffin de banana y mantequilla de maní
- Almuerzo: Ensalada de pollo, espinacas y frutillas
- Merienda: Sopa de espinacas y palta
- Cena: Pollo a la parrilla cubierto de espinacas y champiñones

Sábado

- Desayuno: Tazas de huevo con col rizada
- Almuerzo: Portobellos rellenos de hamburguesa con queso
- Merienda: Cubitos de manzana con canela
- Cena: Filete mignon glaseado con vinagre balsámico y vino tinto

Domingo

- Desayuno: Batido de yogur de frutilla
- Almuerzo: Ensalada de espinacas, limón y frutillas
- Merienda: Tarta de arroz con frutillas y miel
- Cena: Pimientos rellenos con Philly Cheesesteak

PLANTILLA DE PLAN DE COMIDAS

Lunes

Desayuno:

Almuerzo:

Merienda:

Cena:

Martes

Desayuno:

Almuerzo:

Merienda:

Cena:

Miércoles

Desayuno:

Almuerzo:

Merienda:

Cena:

Jueves

Desayuno:

Almuerzo:

Merienda:

Cena:

VIERNES

Desayuno:

Almuerzo:

Merienda:

Cena:

Sábado

Desayuno:

Almuerzo:

Merienda:

Cena:

Domingo

Desayuno:

Almuerzo:

Merienda:

Cena:

POR FAVOR, DEJA UNA RESEÑA

Si te ha resultado útil este libro hasta ahora, tómate un momento ahora mismo y deja una reseña sincera de este libro

Esto te llevará menos de un minuto de tu tiempo. Todo lo que tienes que hacer es dejar una reseña.

Por favor, ve a la página en Amazon (o a la página donde compraste este libro) y deja una reseña.

Gracias por tu amabilidad.

www.ingramcontent.com/pod-product-compliance
Lightning Source LLC
Chambersburg PA
CBHW060227030426
42335CB00014B/1359